LE
MASSAGE PAR L E MÉDECIN

PHYSIOLOGIE
MANUEL OPÉRATOIRE, INDICATIONS

RÉDIGÉ ET ANNOTÉ

D'après les ouvrages du Dr Albert REIBMAYR

PUBLIÉS A VIENNE EN 1883 ET 1884

PAR

Le Docteur LÉON PETIT

Précédé d'une préface

PAR

Le Dr PAUL REYNIER

Professeur agrégé à la Faculté de médecine, Chirurgien des hôpitaux,

———

Avec 126 figures dans le texte.

———

PARIS
ALEX. COCCOZ, ÉDITEUR
11, RUE DE L'ANCIENNE-COMÉDIE, 11
——
1885

LE

MASSAGE PAR LE MÉDECIN

1815-84. — CORBEIL. Typ. et Stér. CRÉTÉ.

LE
MASSAGE PAR LE MÉDECIN

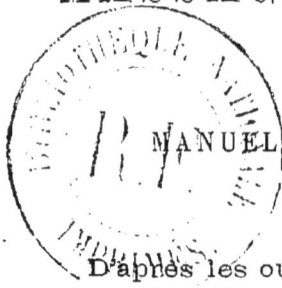

PHYSIOLOGIE

MANUEL OPÉRATOIRE, INDICATIONS

RÉDIGÉ ET ANNOTÉ

D'après les ouvrages du Dr Albert REIBMAYR

PUBLIÉS A VIENNE EN 1883 ET 1884

PAR

LE DOCTEUR LÉON PETIT

Précédé d'une préface

PAR

Le Dr PAUL REYNIER

Professeur agrégé à la Faculté de médecine, Chirurgien des hôpitaux.

———

Avec 126 figures dans le texte.

———

PARIS
ALEX. COCCOZ, ÉDITEUR
11, RUE DE L'ANCIENNE-COMÉDIE, 11

———

· 1885

PRÉFACE

Monsieur le Dr Petit me demande de présenter au public son livre sur le massage. Je ne suis pas encore d'un âge assez respectable pour jouer ainsi les pères nobles, et il aurait pu choisir pour parrain des gens plus autorisés par leurs travaux et leur expérience, mais le Dr Petit sait depuis long-temps combien je suis convaincu de l'utilité du massage dans un grand nombre de cas, et ce n'est pas tant à l'autorité du *Préfacier* qu'à sa conviction qu'il a cru devoir faire appel en cette circonstance. C'est en effet cette conviction qui m'a fait applaudir à la traduction d'un des bons manuels qui aient paru sur la question, et surtout j'ai applaudi quand j'ai su que le traducteur était un de nos confrères honorables qui, persuadé comme moi de l'utilité du massage, désirait, en nous faisant con-naître ce livre, faire œuvre scientifique et non œu-vre de réclame. C'est après avoir été en Allema-gne et en Hollande, avoir vu par lui-même tout ce que des gens instruits pouvaient retirer du massage, que M. le Dr Petit, voulant vulgariser chez nous ce mode de traitement, s'est décidé à faire ce travail. Réunissant deux ouvrages de Reibmayr, il les a condensés et a réussi à nous donner un traité où le manuel opératoire, les indications et contre-indications du massage se trouvent nettement exposés ; il espère rendre ainsi ces exercices plus familiers aux médecins ; ils useront plus souvent de ce moyen curatif, et l'expérimentant eux-mêmes ne le laisseront plus entre les mains de gens auxquels la force de leurs poignets donne sans titres ni grades une fausse considération.

Le rebouteur est né, a vécu et continue à vivre de par la faute du médecin. Au début, le public constatant certaines guérisons qui lui semblaient miraculeuses, comparées avec celles obtenues plus laborieusement par les gens de l'art, d'autre part méconnaissant les erreurs grossières dues à l'ignorance, a été vers les charlatans qui l'exploitèrent et l'exploiteront encore. Plus tard, à la suite des recherches de M. Brulet, de Dijon ; de Magne, de Paris ; de Bonnet, de Lyon, on comprit que les manœuvres des rebouteurs pouvaient rendre dans de certaines circonstances de véritables services, et lorsque dans des traités didactiques, MM. Gosselin et Denonvilliers, Malgaigne, Bouvier, eurent préconisé ces manœuvres dans un certain nombre de cas, au lieu de s'opposer par un faux sentiment de dignité professionnelle à ce traitement institué par l'empirisme, on se mit à l'utiliser.

Plus tard la pratique du massage prit encore plus d'extension; la connaissance plus approfondie, grâce aux travaux de Lefort, Charcot et Verneuil, des atrophies musculaires succédant aux traumatismes, poussa les médecins à se servir du massage comme adjuvant d'autres traitements. En médecine les recherches du Dr Blache, de Trousseau et Pidoux, du Dr Axenfeld, précédées par les succès de Récamier et de Dreyfus dans le massage abdominal contre les constipations, firent que là encore le massage prit une place importante en thérapeutique.

On voit donc qu'en France (intentionnellement nous ne parlons pas des travaux étrangers en partie consignés dans ce livre), nous avons complètement accepté le massage. Mais si la théorie a fait un grand pas, il n'en est pas de même pour la pratique. A l'exception de quelques rares médecins, le massage a été abandonné par la généralité de nos confrères à des gens tout à fait incompétents, garçons de bains des stations d'eaux, garçons de salle des hôpitaux, anciennes gardes-malades, qui d'une main ignorante pétrissent avec d'autant plus d'assurance qu'ils en savent moins. Bientôt dédaignant les conseils du médecin qui les a lancés, ils prennent cabinet et de par notre faute viennent augmenter la corporation des rebouteurs, rhabilleurs, magnétiseurs et autres.

D'où provient cet état de choses? La réponse est facile; il est dû en partie à l'ignorance des médecins des pratiques du massage, et en grande partie au manque de temps que ces exercices nécessitent. Il n'est évidemment pas difficile de bien masser. Mais encore faut-il savoir le faire. Où donne-t-on des leçons de massage? Dans quel service hospitalier les élèves se sont-ils exercés? Ils en ont souvent entendu parler, ils n'ont jamais vu faire. Le chef de service, pressé, a cru, en faisant devant eux quelques frictions rapides sur le membre malade, les avoir suffisamment initiés; leçons bien incomplètes et qui portent peu de fruits. Aussi lorsque praticiens ils essayent de masser les entorses légères, les fractures consolidées, ils s'y prennent mal, obtiennent peu de résultats et, découragés, appellent des mains auxiliaires.

Je ne saurais trop protester contre cette manière de faire. Si le massage bien fait peut être utile, le massage mal fait peut être néfaste. Que d'insuccès, que d'exacerbations des douleurs, de retours inflammatoires ne sont dus qu'à la brutalité des masseurs. J'ai été dans les stations d'eaux minérales les plus en vogue; j'ai vu par moi-même et je ne crains pas de dire que beaucoup de malades reviennent souvent plus souffrants à cause de manœuvres mal proportionnées, faites sans précaution. Rien n'arrête la succession des séances; c'est le massage forcé, obligatoire, pendant les 21 jours du traitement. Et ce sera toujours ainsi aux eaux, chez soi, partout où le masseur n'est qu'un instrument inconscient auquel on dit « masse ». Si ce massage inintelligent, pas scientifique, peut ne pas être dangereux dans un certain nombre de cas, tels qu'atrophie musculaire, faiblesse générale, il peut au contraire occasionner de graves désordres dans certaines arthrites, raideurs articulaires, lésions traumatiques, rhumatismales et autres, où, au moindre réveil inflammatoire, il faut savoir s'arrêter à temps, user de calmants, modérer à certain moment l'action trop vive du massage.

Pour juger l'opportunité de ces temps d'arrêt dans le traitement, un médecin seul aura des connaissances suffisantes pour le faire. Ce sera lui encore qui, guidé par la connaissance anatomique de la lésion, pourra suivant les circonstances modifier les différentes manœuvres du massage, diriger les pressions avec d'autant plus d'efficacité, qu'il saura exactement contre quoi il dirige son action. A tort, d'après nous, on a voulu dans certain dictionnaire décrire séparément les différentes pratiques du massage, telles que les manipulations, les frictions; ces pratiques forment un tout qu'on ne saurait scinder ainsi et qui constitue l'art du masseur. Mais cette division nous montre, toutefois, qu'on se rend compte des effets différents obtenus par ces diverses manœuvres. Pourquoi dans ce cas continuer à se leurrer de l'espoir chimérique d'arriver jamais à inculquer ces notions au premier venu ? C'est aussi peu logique que si, étant données

a*

nos connaissances en électricité, nous essayions de lui faire manier les différents courants et de les lui faire appliquer.

En un mot, il y a pour moi deux sortes de massages bien distincts. L'un est le *massage hygiénique*, qu'on peut subir pour acquérir de la vigueur musculaire, pour se reposer de fatigues corporelles, comme adjuvant de douches, dans les bains, dans les établissements orientaux, que la mode établit chez nous. Là, à la condition toutefois de ne pas tomber sur une brute, risquant par des pressions exagérées de vous produire des hématomes, comme cela serait arrivé à un de nos confrères, cité par M. de Saint-Germain, on pourra obtenir de ce massage pratiqué par des profanes certain bénéfice.

L'autre est le *massage thérapeutique*, que nous avons eu en vue pendant tout le cours de cette préface. C'est celui auquel on a recours dans un but curatif pour une lésion nettement déterminée. C'est celui dont le médecin doit connaître l'action et le manuel opératoire ; celui-là, il doit le surveiller, et ne saurait sans danger le laisser à des mains étrangères.

Compris ainsi, et mis en pratique par des gens instruits, le massage devient un moyen thérapeutique précieux, qui, soit employé seul, soit comme adjuvant d'autres traitements, tels que l'électricité, les douches, les eaux minérales, pourra nous rendre de grands et incontestables services. Nous obtiendrons ainsi, dans un certain nombre de cas, de ces guérisons dont nous entendons tant parler à l'heure actuelle chez nos voisins, et que nous préférons contester plutôt que d'apprendre laborieusement à les obtenir. Cette fin de non-recevoir n'est pas dans notre caractère français. Pour le massage comme pour tant d'autres choses, de quelque côté que vienne le progrès, nous devons toujours désirer le suivre.

Dr PAUL REYNIER.

AVERTISSEMENT

L'ouvrage que nous présentons à nos confrères est tiré de l'allemand ; ce n'est pas une œuvre qui nous est propre et cependant c'est plus qu'une traduction ; voici les faits : dans le courant de l'année 1883, le Dr A. Reibmayr qui exerce en Autriche fit paraître à Vienne un premier opuscule ayant pour titre : *Le massage ; son emploi dans les diverses branches de la médecine pratique* (1). Cette brochure traitait spécialement la partie théorique et les indications du massage, elle ne contenait que des données très succinctes sur le manuel opératoire, et ne renfermait aucune gravure, lacune qui rendait l'intelligence exacte de certaines manœuvres très difficile. En revanche, chacun des chapitres était précédé d'un index bibliographique des plus complets. D'accord avec l'auteur, nous fîmes la traduction de cet ouvrage avec l'intention de la publier. Mais nos

(1) *Die Massage und [ihre Verwerthung in den verschiedenen Disciplinen der praktischen Medicin.* — Wien, 1884, chez Tœplitz et Deuticke.

maîtres, et notamment le Dr Dujardin-Beaumetz, nous fîrent l'observation fort juste que l'absence de figures et de détails pratiques faisait du livre un ouvrage incomplet. La traduction ne parut pas et Reibmayr fut avisé des critiques qui nous avaient été adressées.

C'est alors qu'en mars 1884 il publia à Vienne un second ouvrage intitulé : *Technique du massage* (1), orné de nombreuses figures dans le texte, qu'il nous chargea de réunir au premier ouvrage pour en faire un seul volume.

Notre aimable confrère viennois ayant bien voulu nous considérer comme un collaborateur plutôt que comme un simple traducteur, nous n'avons pas hésité à faire de nombreux changements en intercalant les chapitres du second livre dans ceux du premier, en refondant certains paragraphes, en un mot, en faisant une transformation telle que l'ouvrage français diffère complètement dans sa forme de l'original allemand. Néanmoins, si nous avons cherché par ces bouleversements à présenter une œuvre homogène et plus en harmonie avec notre goût français, nous avons considéré comme un devoir de ne pas dénaturer les idées de l'auteur. Si la forme est de nous, le fond est de Reibmayr, à qui nous laissons toute la responsabilité de ce qu'il avance. Nous

(1) *Die Technik der Massage.* Wien, 1884, Tœplitz et Deuticke.

tenons même à déclarer qu'il est certains points
sur lesquels nous ne partageons nullement ses
opinions.

Nous aurions voulu publier une œuvre personnelle, nous en avions même tracé le plan. De-
vancé par un étranger, nous avons préféré accepter
son patronage, plutôt que sembler le calquer clan-
destinement.

Et cependant, c'est par des médecins français
que le massage a été érigé en méthode scientifique.
C'est chez nous que d'empirique il est devenu rationnel. Nous avons tracé la voie, les étrangers
l'ont suivie, nous sommes restés en arrière. En
Allemagne, en Suède, en Hollande, en Angleterre,
les mémoires pullulent depuis la thèse inaugu-
rée d'Estradère qui date de vingt ans. En France,
rien, si ce n'est tout récemment deux livres publiés
en français, l'un par un Suédois, l'autre par un Allemand.

L'ouvrage a été divisé par nous en trois parties :

La première embrasse la physiologie et le manuel opératoire. Nous ne connaissons pas en France
de travail renfermant une semblable étude.

La seconde contient les indications du massage,
son emploi dans les diverses branches de la pathologie : médecine, chirurgie, accouchements, maladies de femmes, affections oculaires, etc... Nous
approuvons sans réserve tout ce qui traite de la
médecine et de la chirurgie ; quant au reste, nous

faisons nos réserves et nous tenons à déclarer ici que nous répudions formellement le massage de l'utérus.

Enfin la troisième partie renferme l'étude des mouvements actifs et passifs qui servent de complément au massage. Indépendante de l'ouvrage, elle peut, au besoin, être éditée à part pour être remise entre les mains des malades que les gravures guideront dans l'exécution des mouvements qui leur seront prescrits.

Les diverses indications bibliographiques éparses dans l'édition allemande ont été réunies au commencement du volume sous le titre : Bibliographie. Nous avons traduit la préface publiée en tête de la technique du massage, bien qu'elle semble ne plus avoir sa raison d'être, parce que nous tenions à reproduire l'ouvrage dans son intégrité.

Nous avons indiqué les notes que nous avons cru devoir ajouter ; quant aux passages que nous avons intercalés, nous n'avons pas cru devoir les distinguer afin de ne pas altérer la suite du texte.

Quant aux figures, elles nous ont été adressées par MM. Tœplitz et Deuticke, les éditeurs viennois, auxquels nous adressons nos sincères remercîments pour le précieux concours qu'ils ont bien voulu nous donner.

Enfin si nous avons donné à ce livre un titre qui nous est propre, c'est que, tout en faisant le massage, nous tenons à rester médecin, et que

nous pensons que le praticien ne saurait se désho-
norer en s'adonnant à la massothérapie. Le médecin, soucieux de sa dignité, épris de son art, ne
doit dédaigner aucun des moyens que la thérapeutique met à sa disposition. Si le massage, tel que
la plupart de nos confrères le comprennent actuellement (le comprennent-ils?), est sous le coup d'un
dédain mérité, c'est que les manœuvres des empiriques ou des garçons de bain n'ont du massage
que le nom. Le *massage par le médecin*, au contraire, est une des branches de la thérapeutique ;
c'est une méthode que le médecin doit connaître.
S'il ne le pratique pas lui-même, il doit être en
mesure, quand il l'ordonne, de le formuler et de
n'agir qu'à bon escient.

Voici d'ailleurs l'appréciation du Dr de Saint-
Germain, que cet excellent maître a bien voulu
nous permettre de reproduire ici et qui résume
mieux que nous ne l'aurions pu faire nous-même,
l'état de la question (1) :

« Vraiment il a été fait un tel abus du massage
et une telle confusion de choses diverses sous ce
nom qu'on est quelquefois tenté de bannir ce
terme de prescriptions pour éviter la fâcheuse as-
similation qui se produit dans certains esprits entre
un massage bien fait et un massage brutal. Supposons que vous alliez vous faire masser dans un de

(1) Dr L.-A. de Saint-Germain, *Chirurgie orthopédique*, pages 481
et suiv. J.-B. Baillière et fils. Paris, 1883.

ces établissements si communs en Orient et que la
mode, peut-être plus encore que l'hygiène, a fait
adopter à Paris. Votre mauvaise fortune vous a-
t-elle fait tomber sur un masseur anglais taillé en
athlète ou sur un de ces Arvernes déclassés, dont la
vraie place serait autour de la halle au blé, vous
vous sentez pétri, moulu, brisé, et après quelques
minutes d'une lutte inégale, engagée par surprise,
vous êtes absolument courbaturé. Aussi bien, loin
de goûter cette douce quiétude que le bain turc
promet à ses adeptes, vous mettez plusieurs jours
à vous remettre d'une fatigue qui ne cédera qu'à
des bains prolongés, à des bains anodins, suivant
la tradition de nos pères. Heureux encore, si à la
suite de ces sévices, vous ne constatez pas sur quelque point de votre individu un hématome prêt à se
transformer bientôt en abcès.

« Ce n'est pas à dire que tout soit massacre et violence dans les établissements dont nous venons de
parler et sur lesquels je ne voudrais pas laisser
planer cette suspicion injuste. Il y a masseurs et
masseurs, comme vous pourrez le vérifier si vous
avez su choisir le vôtre. Supposons que votre choix
s'est porté sur un de ces hommes (s'il en reste encore et leur couleur est souvent un signe trompeur),
sur un de ces athlètes bronzés venus d'Alger ou
du Caire, nourris dans le sérail ou tout auprès,
vous vous élèverez graduellement à l'idée de ce
que pourrait être un massage vraiment médical.

Dès le début, vous êtes surpris, le masseur vous effleure à peine ; il vous frôle des doigts, les fléchit, les étend sans secousse, sans effort : tout au plus si de temps en temps un petit craquement vous annonce qu'un mouvement un peu accentué vient de se produire. Passant ensuite au bras, au tronc et aux jambes, il comprime les masses musculaires en pesant sur elle de tout son poids, sans secousses, sans saccades ; ses mains qui vous empoignent ne vous pincent jamais ; vous ne sentez jamais sur vous que la paume, et il vous semble que vous êtes piétiné sur toute votre surface par un énorme chat dont les pattes souples mais puissantes vous compriment lentement et sans secousse. Le massage fait de la sorte est délassant et réparateur.

« *C'est pourquoi je voudrais, dans l'intérêt de vos malades, que vous sachiez bien tout ce que vous aurez le droit et le devoir d'exiger des auxiliaires auxquels vous confierez l'exécution de vos prescriptions de massage médical ; à moins que vous ne préfériez les exécuter vous-mêmes, ce qui devient chaque jour moins étranger à l'idée qu'un véritable praticien se fait de son rôle.* »

Dr Léon Petit.

PRÉFACE

DE LA TECHNIQUE DU MASSAGE

———

Lorsque j'ai publié la seconde édition de mon premier ouvrage : *Le massage et son emploi dans les diverses branches de la médecine pratique*, j'ai eu un moment l'intention de donner au chapitre qui traite du manuel opératoire beaucoup plus de développement qu'il n'en avait dans la première édition, et d'y ajouter des figures destinées à faciliter l'intelligence du texte.

En étudiant la question, je reconnus qu'elle avait une importance assez grande pour mériter d'être traitée à part, et je me suis décidé à faire paraître cette brochure sous le titre de : *Manuel opératoire du massage*. J'ai pu, de cette manière, étudier plus complètement les mouvements actifs, et leur donner le rang qui leur revient dans un ouvrage qui traite du massage.

J'ai divisé le volume en deux parties dont la seconde, sous le titre de « Les mouvements actifs », pourra être éditée séparément à l'usage des malades. J'ose espérer que les masseurs lui feront bon accueil.

Je n'oublierai jamais les difficultés sans nombre auxquelles je me suis heurté, à mes débuts dans l'art de masser, surtout en ce qui touche au manuel opératoire; aussi ma tâche a-t-elle été douce, soutenu que j'étais par la conviction qu'elle pourrait être utile à plus d'un débutant. Ayant surtout en vue d'aplanir les difficultés que peuvent présenter les diverses manœuvres, j'ai dû négliger le côté scientifique de la question et donner à ce travail un caractère exclusivement pratique qui, j'espère, n'en diminuera pas l'importance aux yeux de mes confrères.

Dr REIBMAYR.

Vienne, mars 1884.

HISTORIQUE

Le traitement par le massage a rapidement conquis, dans ces dix dernières années, l'estime du corps médical et du public. Il a pris rang aujourd'hui dans la thérapeutique à côté de l'hydrothérapie, de la gymnastique, de l'électrothérapie, etc.

La littérature médicale allemande est assez pauvre en documents concernant cette méthode; fait qui n'a rien d'étonnant quand on considère qu'il s'est écoulé fort peu de temps depuis que le massage a été remis en honneur et que, de plus, c'est à l'étranger que se sont accomplis ses progrès. Il n'y a guère que dix ans que les auteurs allemands ont commencé à s'occuper de cette question : les articles et les observations qu'ils ont publiés sont disséminés dans les journaux et les revues, et n'ont trait qu'à des applications isolées de la massothérapie. Aussi est-il très difficile au praticien de se faire une idée générale de la méthode et de ses applications aux diverses branches de la pathologie. Certes, il y a plus d'un point sur lequel l'art de masser prête le flanc à une critique sérieuse; il ne saurait être parfait puisqu'il est encore dans sa période de développement. Et, d'ailleurs, quel est le traitement à l'abri de tout reproche?

L'ouvrage que nous présentons aujourd'hui a pour but de rassembler les matériaux épars et d'en faire un tableau d'ensemble qui permette au médecin de connaître les ressources que lui offre le massage, de se les approprier et de les utiliser dans sa pratique.

On considère généralement le massage comme une découverte récente. Or Weiss (1), Ritterfeld (2) et Haufe (3) ont prouvé que c'est au contraire un des moyens thérapeutiques les plus anciens. Il joue aujourd'hui encore un rôle considérable dans la médecine des peuplades primitives de l'Afrique et de l'Amérique, on est presque en droit de croire que ces peuples l'ont connu de tout temps. On le trouve signalé dans des ouvrages chinois qui remontent à plus de trois mille ans, il est plus que probable qu'il était connu antérieurement ; son origine doit se confondre avec celle de la médecine elle-même.

Chez les anciens, dans les pays civilisés, on connaissait ses effets thérapeutiques et hygiéniques. Les Grecs et les Romains l'employaient beaucoup. Après le bain, ils se faisaient oindre le corps d'huiles fines par des esclaves qui étaient chargés d'exercer des frictions et une sorte de pétrissage. Avant et après les luttes, ils prenaient les mêmes soins pour assouplir les articulations et les fortifier, ainsi que pour faire disparaître les ecchymoses.

Hippocrate (460 av. J.-C.) recommande au médecin « *de connaître le massage qui lui sera utile en maintes circonstances* ». Conseil aussi juste aujourd'hui qu'à cette époque et aussi peu suivi. Il le préconise sur-

(1) Weiss Bela, *Ueber Massage*, etc... *Wiener Klinik*, 1879, 11 et 12.
(2) Ritterfeld, *Confeld. Die Massage.* Wiesbaden, 1881.
(3) Haufe, *Ueber Massage.* Francfort, 1881.

tout dans les maladies articulaires ; « il a, dit-il, la propriété de *rendre aux articulations rigides leur souplesse, aux articulations faibles leur force.* »

A Pergame, où les Asclépiades avaient établi le fameux temple d'Esculape, on se servait non seulement des mains pour pratiquer les frictions méthodiques, mais aussi d'instruments spéciaux qui portaient le nom de xystra, sorte de brosses avec lesquelles on devait obtenir des effets énergiques rappelant ceux de notre massage.

A Rome, cent ans avant notre ère, le massage est très recommandé par Asclépiade qui avait réuni autour de lui un grand nombre de disciples auxquels il enseignait la médecine.

Le médecin grec Oribase (1) connaissait à fond le massage : il en a fait une étude très complète dans son ouvrage « Hebdomekontabiblios », étude qui a été reproduite de nos jours comme une chose toute nouvelle.

La massothérapie se retrouve également dans le Cong-Fou et le Tao-Tsé des Chinois ainsi que dans le Yadour-Véda des Indiens, en un mot chez tous les peuples primitifs, comme nous l'avons déjà dit plus haut.

En Europe, ces manœuvres ont été importées de la Syrie, de la Palestine et de l'Orient, à la suite des croisades ; elles ont trouvé fort peu de crédit auprès des médecins qui peut-être les trouvaient trop simples.

Ambroise Paré, le père de la chirurgie française (1575), a étudié dans tous ses ouvrages l'action du massage et les manœuvres qu'il comprend, sans pouvoir lui donner pour cela une grande place dans la thérapeutique. Ce n'est qu'aux dix-septième et dix-

(1) Fin du quatrième siècle de notre ère.

huitième siècles que, grâce aux progrès de l'anatomie et de la physiologie, les différentes manipulations du massage (qui ne sont autres que les pratiques populaires d'autrefois) peuvent prendre rang dans la science. Tissot (1780) et après lui Meibom (1795) en ont établi les règles. Enfin, au dix-neuvième siècle, de nouvelles tentatives de rénovation ont été faites ; l'honneur en revient aux Français et en particulier à Bonnet, Piorry et Nélaton qui recommandent chaudement le massage et insistent sur les résultats heureux qui lui sont dus. Et cependant, le corps médical ne lui a pas fait l'accueil qu'il méritait.

C'est un médecin hollandais, le docteur Mezger d'Amsterdam et ses élèves Bergmann et Helleday qui ont indiqué les effets physiologiques du massage, et en ont fait ainsi une méthode rationnelle de thérapeutique. Les succès remarquables obtenus par Mezger sont devenus rapidement célèbres, et ont été suivis d'observations favorables publiées en Hollande, en Suède, en Norwège et au Danemark.

En Allemagne et en Autriche, le mouvement en faveur du massage est tout récent; mais il nous suffira de citer des noms comme ceux de Billroth, Mosengeil, Mosetig, Gussenbauer, Esmark, Winiwarter, Thiersch, Podratsky, Mullier, Gassner, Bruberger, Gerst et Starke. Malheureusement, il y a encore en Autriche bon nombre de praticiens distingués qui ne connaissent du massage que le nom; de là à l'employer, il y a loin. Qu'en résulte-t-il ? C'est que le massage est encore abandonné aux mains des rebouteurs et des rhabilleurs empiriques, que les Allemands appellent « Pfuscher et Streichfrauen », les Anglais « bonesetters », et que ces gens-là obtiennent des résultats là où le médecin a échoué. En revanche, leur ignorance de l'ana-

tomie et de la physiologie les expose à de graves
échecs.

Grâce aux circonstances que nous venons d'examiner, la nouvelle méthode s'est propagée assez rapidement, sous le patronage puissant des hommes que
nous avons cités plus haut, qui lui ont fait une large
place dans leurs ouvrages. Néanmoins toutes ces conditions, si elles étaient seules, ne suffiraient pas à
justifier le succès rapide du massage. Il en est d'autres qui l'ont puissamment favorisé.

Les progrès de la science moderne, surtout en ce
qui touche la physiologie, la pathologie, l'anatomie, etc., ont amené peu à peu les médecins sérieux à
délaisser tous les vieux remèdes traditionnels, pour
rechercher les traitements rationnels contrôlés par
des expériences. Le nihilisme de Skoda, d'une part,
l'homœopathie d'autre part, ont achevé de renverser
la suprématie de la pharmacopée. La thérapeutique se
trouva réduite aux méthodes purement physiques,
telles que l'hydrothérapie, la gymnastique médicale,
l'électrothérapie et enfin le massage.

Ce dernier semble réellement créé pour notre époque de scepticisme; ses résultats sont presque immé-
diats, ils sont faciles à constater par la vue, la palpation ou la mensuration. C'est plus qu'il n'en faut pour
convaincre les plus incrédules, d'autant mieux qu'ici
personne ne pourra révoquer en doute la réalité du
« post hoc, ergo propter hoc ». Enfin, dans ces derniers temps, on a pu démontrer expérimentalement
les effets mécaniques et physiologiques du massage.
C'est une nouvelle garantie scientifique qui, ajoutée
aux résultats obtenus, a réveillé l'attention du corps
médical.

BIBLIOGRAPHIE

Manuel opératoire.

J. Estradère. — Du Massage, son historique, ses manipulations, ses effets physiologiques et thérapeutiques. Paris, 1863.

Berghman et Helleday. — Manuel ópératoire du Massage (Nord. med. Arch. V, 1, n° 7, 1873).

Haufe. — Du Massage, sa nature, son importance thérapeutique (2e édition. Francfort, 1881).

Samuely. Du Massage (Vienne, 1883, Braumüller).

Gautier. — Du Massage appliqué à la thérapie et à l'hygiène, 1881.

Little et Fletscher. — Du Massage (Brit. med. Journal, 1882).

V. Mosetig. — Du Massage (Zeitschrift für Therapie, 1883, I).

Mortimer-Granville. — L'ébranlement nerveux comme agent thérapeutique (Lancet, 1882, I, n° 23).

Klemm. — Gymnastique muscul. active et passive médicale et hygiénique (Riga, 1877).

Du même. — Massage médical (Riga, 1883).

Du même. — Tapotement musculaire (Vienne, Carl Cermak).

R. Weil. — Le restaurateur élastique du système musculaire au point de vue de la gymnastique de chambre (Berlin, 1881).

Schreiber. — Traitement des névralgies rebelles et du rhumatisme musculaire par le massage et les mouvements méthodiques (Wiener med. Presse, 1881, n°ˢ 48, 49, 50, 51).

Du même. — Traité pratique de Massage et de gymnastique médicale (Urban et Schwarzenberg). Vienne, 1883.

Gerst. — De la valeur thérapeutique du Massage (Würzburg, 1879).

Weiss Béla. — Observation sur l'emploi du Massage dans la laryngite et le croup (Arch. für Kinderheilkunde, liv. I, chap. v et vi, 1880).

Glatter. — Considérations générales sur la valeur de la gymnastique médicale (Wiener med. Presse, 1857, nᵒˢ 8, 9, 11).

Laisné. — Du Massage, des frictions et manipulations, etc. (Paris, 1868).

Podrazky. — Du Massage (Wiener med. Presse, 1881, nᵒˢ 10, 11).

S. Post. — Électromassage (New-York med. Record, XIX, 26 juin 1881).

Stein. — Massage et gymnastique électriques (Wiener med. Presse, 1883, nᵒ 2, page 10).

Physiologie.

Zabladowsky. — Massage chez l'homme sain (Wojenno-Medicinsky journal. Saint-Pétersbourg, 1883).

Du même. — Action physiologique du Massage (Centralblatt für die medicin. Wissenschaften, 1883, nᵒ 14).

Lassar. — OEdème et système lymphatique dans l'inflammation (Virchow Arch., liv. LXIX, XXIX, p. 516).

De Mosengeil. — Du Massage, sa technique, son effet, ses indications, avec les recherches expérimentales à ce sujet (Langenbeck's Arch. für klinisch chir., liv. XIX, p. 428).

F. Goltz. — De l'influence du système nerveux central sur la circulation (Virch. Arch., liv. XXVIII, 3 et 4, p. 428).

Starke. — Physiologie du rhumatisme articulaire (Charité-Annalen, année III, p. 500).

A. Zederbaum. Extension et compression des nerfs (Arch. de physiologie de du Boys-Reymond, 1883, p. 161-189).

Médecine.

Charles Mills. — Du Massage et de la gymnastique suédoise dans le traitement des maladies nerveuses (Philad. med. and surg. Report. XXXIX, 14, p. 283, oct. 1878).

Stoddard. — Du Massage (Boston med. and surg. Journal, XCIV, 6, p. 150; fév. 1876).

Schreiber. — Massage contre l'anesthésie tabétique (Wiener med. Presse, 1881, nᵒ 10, p. 295).

MORTIMER-GRANVILLE. — Ébranlement nerveux dans le traitement de l'ataxie (British med. Journal, 1882, 23 sept.).

WINIWARTER. — Emploi du massage dans les maladies chroniques internes (Wiener med. Blätter, 1878, nᵒˢ 29, 30, 31).

BEUSTER. — De la valeur thérapeutique du massage dans les maladies nerveuses d'origine centrale et périphérique (Deutsche med. Zeitung, 1883).

VIGOUROUX. — Du traitement de la crampe des écrivains par la méthode de Wolf de Francfort (Progrès médical, 1882).

Th. STEIN. — Traitement de la crampe des écrivains (Berl. klin. Wochensch., nᵒ 34, 1882).

GOTTLIEB. — Kroniske agikke intense acut. Bindever. Betydning. Uyeskr. f. Läger 3, R, XII, nᵒ 20.

DOUGLAS GRAHAM. — Massage dans les crampes des écrivains et autres affections semblables (New-York med. Record, 28 avril 1876, p. 259).

Th. SCHOTT. — Traitement de la crampe des écrivains et des pianistes (Deutsche med. Zeitung, 1882, nᵒ 9).

BUSCH. — Orthopédie générale, massage et gymnastique d'après le manuel de thérapeutique générale de Ziemssen, 2ᵉ vol., IIᵉ partie. Leipzig, 1881.

JAMES GOODHART et JOHN PHILIPP. — Du traitement de la chorée par le massage et l'alimentation (Lancet, II, 5 août 1882).

WEISS BÉLA. — Voir Bibliographie du manuel opératoire.

E. FREUND. — Du traitement de la laryngite, du croup et de l'angine diphthéritique et catarrhale par le massage (Prager med. Wochensch. VI, 47, 1882).

MÜHLBERGER. — Deutsche med. Zeitung, nᵒ 23, 1881.

M. BUCH. — Traitement de l'iléus par le massage (Berl. med. Wochensch., nᵒ 41, 1880).

BITTERLIN. — Volvulus, iléus : Massage, guérison (Union médicale, nᵒ 37, 1882, p. 584).

DURAND-FARDEL. — Du Massage du foie dans l'engorgement hépatique (Bull. de thérap., 30 mai 1881).

JAKOBI, MARY PULNAM. — Affusions froides et massage dans le traitement de l'anémie (Arch. of med., IV, 1, 2, p. 51, 163; août, octobre 1880).

GUSSENBAUER. — Observations sur le Massage Prag. 1881, chez Dominicus (Prager med. W., 1881).

SCERBSKY. — Un cas d'obstruction intestinale (Annales méd. de Saint-Pétersbourg, nᵒ 12, 1878).

KRÖNLEIN. — Traitement chirurgical de l'iléus (Correspondanz-blatt für Schweizer Aerzte, n°s 1 et 16, 1882).

J. ALTHANS. — Les dangers du massage (British med. Journal, 1883).

BINGSWAGER. — Massage dans les phychoses (Deutsche med. Centralzeitung, 1883).

STAUBER. — Contribution au traitement par le massage (Wiener med. Blätter, n°s 46, 47, 1883).

MITCHEL. — Du traitement de l'hystérie (Centralblatt für gynecologie, 1883).

G. CEDERSCHYOLD. — De l'importance de l'irritation mécanique des nerfs (Upsalalaka. ref. forhandl XV, 1880).

J. CRAITH. — Élongation des nerfs sans opération (British med. Journal, p. 267, août 1880).

HABERMANN — Massage contre l'œdème de la face à la suite de l'érysipèle (Prag. med. Wochensch., n°s 40, 41, 1883).

Chirurgie.

HUETER. — Clinique des maladies articulaires (Leipzig, 1876). 1878, p. 322.

KYOR. — Norsk. Mag. f. Lügenvidensk. VI, p. 461.

EGER. — *Ibidem*, V, p. 238.

DANIELLSEN. — *Ibidem*, VIII, p. 466.

L. FAYE. — *Ibidem*, III, 11, p. 593.

M. FONTAINE. — Traitement des entorses par le massage (Arch. méd. belge, ch. III, 1874).

BERGHMAN. — Traitement par le massage des maladies articulaires aiguës d'origine traumatique (Nord. med. Ark. VIII, n° 13, 1876).

BERGHMAN et HELLEDAY. — Nord. med. Ark., vol. I, n° 7, 1873.

NYKANDER. — Journal de médecine de Bruxelles, 1876.

MULLIER. — Du Massage, son action physiol. et sa valeur thérap. spécialement au point de vue de l'entorse (Journal de médecine. Bruxelles, 1877).

DRACHMAN. — Nord. med. Ark. VI, 2, n° 17, p. 17, 1874.

ESTLANDER. — Finska läkaresallsk handl. XIV, 3, p. 15, 1872.

WITT. — Du Massage (Langenbeck's Arch. für klin. chir., XVIII, 2, p. 275, 1875).

STARKE. — Massage dans les fractures (Deutsche milit. Zeitsch., 1877, p. 229).

BRUBERGER. — Du Massage et de son emploi à l'hôpital militaire (Deutsche milit. Zeitsch., 1877, VI, ch. vii, p. 217).

GASSNER. — Résultats du Massage (Münchner ärztl. Intelligenzblatt, 1875, n° 35).

KORNER. — Le Massage, son emploi au point de vue de la médecine militaire (Deutsche Zeitsch. für prakt. medicin, 1876, n° 26).

BILLROTH. — Du Massage (Wiener med. Wochensch., 1875, n° 45).

WAGNER. — Le Massage, son importance pour le praticien (Berliner med. Wochenschr., 1876, n° 45 et 96).

WISSENBERG. — De l'utilité du massage dans les bains salins (Discussion au 8° congrès balnéaire de Silésie, 1880; chez Reinerz (Alg. med. Centralz. Berl. klin. Wochens., 1880).

DELHAES. — Emploi simultané du massage et des eaux. Teplitz (Deutsche med. Wochensch., 1881, n° 13, p. 170).

ZIEMSSEN. — Massage et douche chaude dans le bain chaud (Deutsche med. Wochenschr., 1877, n° 34).

NICOLAYSEN. — Nork Mag. f. Lagevidensk III, p. 28, 1873 (voir Schmidt's Jahrbücher, 1875; L. 166).

EGEBERG. — Ibidem, 3, IV, p. 124, 125, 1874 (voir Schmidt's Jahrbücher, 1875; L. 166).

W. RASMUSEN. — Hospitals-Tidende, XVI, 15, 1873 (voir Schmidt's Jahrbücher, ibidem).

JOHNSON. — Traitement par le massage (Statistique, Hospitals-Tidende, 2, liv. V, p. 98, 120, 138, 152).

NEWTON SCHAEFFER. — L'élément hystérique en chirurgie orthopédique (New-York, 1880).

GIÈS. — Myosite aiguë et chronique (Zeitschr. für chirurgie, XII, p. 161, 1879).

MARTIN. — Du traitement de quelques affections musculaires faussement attribuées au rhumatisme. Lyon, 1837.

BONNET. — Thérapeutique des maladies articulaires. Paris et Lyon, 1853.

STROHMAYER. — Névroses locales, 1873.

MULLIER. — Traitement de quelques affections chirurgicales par le massage local (Arch. méd. belges, 1875, 7) (Centralblatt für chirurg., n° 37, 1875).

ROSSANDER. — Massage dans le traitement des fractures de la rotule et de l'olécràne. Hygiène, X, p. 85, 1870 et Hygiène, p. 65 (Nord. med. Ark XI, n° 33, 1879).

BOLIN. — Fracture de la rotule traitée par le massage (Nord. med. Ark XII, 3, n° 21, p. 9, 1880).

BERGLIND. — Nouveau traitement des fractures de la rotule (Annales méd. de Saint-Pétersbourg, n° 50, p. 452, 1878).

WALLMARK. — Un cas de massage. Hygiea, p. 562, 1880.

J.-G. MEZGER. — Traitement de la téléangiectasie par la rupture sous-cutanée des vaisseaux (Langenbeck's Ark, liv. XIII, p. 239, 1872).

MARSH HOWARD. — Le Massage et les mouvements méthodiques en chirurgie (Saint-Bartholom. hosp. Report, XIV, p. 208, 1878).

BARDINET. — Rétrécissement de l'urèthre, son traitement par le massage interne (Union médicale, 1876).

KÖRBL. — Traitement des adénites (Wiener med. Wochenschr., XXXII, 19, 1882).

FALKSON. — Contribution à l'étude des maladies articulaires diathésiques (Berliner klin. Wochensch., n° 25, 1883).

DOUILLY. — Périodes tardives des arthrites, leur traitement (Gaz. méd. de Paris, 1883, n° 37).

AIGNER. — De l'emploi du massage dans les bains thermaux (Wiener med. Presse, p. 640, 673, 1883).

THIRY. — Hernie inguinale constituée par la plus grande partie de la masse intestinale. Taxis, compression progressive (Bull. de l'Acad. de méd. de Belgique, n° 6, 1881).

STELLBERG. — Fracture de l'olécrâne chez un enfant de neuf ans. Massage. Conservation des mouvements du coude (Écra, 24 févr. 1881, n° 4, p. 107).

JONES ROBERT. — Guérison de vieilles fractures non consolidées. Liverpool, the Lancet, 28 octobre 1882.

ZABLADOWSKY. — Importance du massage en chirurgie (Berlin, 1883, chez Hirschwald).

SPECKHAHN. — De la guérison rapide ou immédiate de l'entorse du pied par le massage (Thèse, Paris, 1884).

Obstétrique.

ENGELMAN. — Posture dans l'accouchement chez différents peuples (Saint-Louis, 1880).

DU MÊME. — Massage et expression ou manœuvres externes dans l'accouchement chez les peuples primitifs (Amer. Journal of Obstetric., juillet 1882).

DU MÊME. — L'accouchement chez les peuples primitifs. Saint-Louis, 1882. (*Tous ces ouvrages ont paru récemment en allemand chez Braumüller, traduits par le professeur Hennig de Leipzig*).

LECLERC. — Une mission médicale en Kabylie (Paris, 1846).

MALLAT. — Les Philippines (Paris, 1826).

MUNDÉ. — Palpation en obstétrique (American Journal of Obstetric, juillet, octobre 1879; avril 1880).

KREBEL. — Médecine populaire chez certaines tribus de la Russie. Leipzig et Heidelberg, 1858.

HUREAU DE VILLENEUVE. — De l'accouchement dans la race jaune (Paris, 1863.)

SCHEUBE. — Accouchement au Japon (Centralbl. für Gynäkologie, n° 49, p. 787, 1883).

PLOSS. — La compression et la vis à tergo dans les accouchements laborieux (Zeitsch. für med. chir. und Geburt., 1867, liv. VI, ch. III et IV).

KRISTELLER. — Nouveau procédé d'accouchement par manœuvres externes (Berl. klin. Wochensch., n° 6, 1867).

ABEGG. — Contribution à l'obstétrique et à la gynécologie. Berlin, 1868.

SUCHARD. — De l'expression utérine appliquée au fœtus. Paris, 1872.

KRISTELLER. — Expulsion du fœtus (Monatsch. für Geburtskunde, 29, p. 337, 1867).

HÖNING. — Travaux de Scanzoni, liv. VII, p. 213.

FLUCK. — Direction de la tête dans les présentations du siège (Nassauer Correspondanz-Blatt, n° 3, 1865).

MARTIN. — Quelques modifications dans la technique des présentations du siège (Monatsch. für Geburtskunde, XXVI, p. 428, 1865).

Von GREGORIÉ. — Expressio molœ hydatidosæ (Observations. XXVIII, 2° partie 1883).

CRÉDÉ. — Rapport sur le congrès des sciences naturelles de Königsberg en 1860. Section d'accouchement et de gynécologie.

NIEHANS. — Du Massage (Correspondanzblatt für Schweizer aerzte, n° 7, p. 201, 1877).

THOMAS GAUNT. — Soins consécutifs à l'accouchement (Amer. Journal of Obstetric., p. 823, 1882).

KOCHMANN. — Massage suivi de succès dans la phlegmatia alba dolens (Allg. med. Centralzeit, p. 16, 1883).

SCHRÖDER. — Traité d'accouchement. Bonn, 1874, 4° édit., p. 295.

DOHRN. — Deutsche med. Wochenschrift, 1881.

DU MÊME. — Traitement des suites de couches (eod. loco).

RUNGE. — (Eod. loco.)

AHFELD. — Rapports et travaux de la clinique d'accouchement de Giessen, 1881-1882 (Leipzig, 1883).

Gynécologie.

THURE BRANDT. — Nouvelle méthode gymnastique et magnétique pour le traitement des maladies des organes du bassin et en particulier de l'utérus (Stockholm, 1868).

NISSEN. — Norsk. Mag. für Läger, 3, liv. IV et V.

NORSTRÖM. — Sur le traitement des maladies des femmes par le massage. Paris, 1876.

PROCHOWNIK. — Traitement des exsudats anciens du bassin (Deutsche med. Wochensch., nᵒˢ 32, 33, 1882).

PIPPINSKOLD. — Gymnastique génitale de Thure Brandt (Finska läkaresallsk handl., XXIII, p. 107).

OPERUM. — Traitement de la paramétrite par le massage (Gynekol. obstet. med. d. Bl., liv. I, ch. II).

O. BUNGE. — Massage de l'abdomen et en particulier de l'utérus et de ses annexes (Berlin. klin. Woch., nᵒ 25, 1882).

J. REEVES JACKSON. — Traitement par le massage de certaines formes d'hypertrophie utérine (Amer. Journal of Obst., 1880).

WALTER BERGER. — Du Massage (Schmidt's Jahrbücher, 1875, liv. CLXVI, p. 158).

ASP. — Massage de l'Utérus (Nord. med. Arch., liv. X, nᵒ 22, 1879).

CHROBACK. — Manuel des maladies des femmes, liv. I, p. 247.

BANDL. — Traité des maladies des femmes (Red. v. Billroth, V, p. 139).

WINIWARTER. — Emploi du massage dans les maladies chroniques des organes internes (Wiener med. Blätter, nᵒˢ 29, 30, 31, 1878).

J. ROSENSTIRN. — Traitement de l'hématocèle par le massage (voir Centralblatt für Gynäk., V, 13, 1881).

HARTELIUS. — Hygiea, XXXVII; 3, 4, p. 56, 1875 (voir Schmidt's Jahrbücher, 166).

PETERS. — Massage et bains de boue (Berliner klin. Woch., nᵒ 34, p. 489, 1881).

GRAHAM DOUGLAS. — Du Massage (Boston med. and surg. Journal, XCIV, 6, p. 146, février 1876).

HEGAP et KALTENBACH. — Opérations et examens en gynécologie, 2ᵉ édit. (Stuttgart, 1881, p. 163).

Oculistique.

DONDERS. — Note dans : Zehender's Monatsheften, 1872, p. 302.

PAGENSTECHER. — Massage dans les maladies des yeux (Archiv für Augenheilkunde, p. 225, 1881).

KLEIN. — De l'emploi du massage en oculistique (Wiener med. Presse, n° 9, 10, 12, 15, 1882).

FRIEDMANN. — Du massage dans les maladies des yeux (*Ibidem*, n° 23).

SCHMID-RIMPLER. — Voir Progrès accomplis par la médecine, XVI, 2ᵉ vol., 2ᵉ section, p. 428.

PEDRAGLIA. — Le massage dans les inflammations scléroticales (Centralblatt für Augenheilkunde, V, 1881).

STODMANN BULL. — Traitement des contusions de la face intéressant les paupières directement ou indirectement (Centralblatt für Augenheilkunde, 1881).

CHODIN. — Traitement de la cataracte par le massage (Saint-Pétersbourg, 1880.)

BECKER. — Voir comme Schmid-Rimpler, p. 389, 1880.

FUST. — Centralblatt für praktische Augenheilkunde, 1881.

SCHENKEL. — Massage des yeux (Prager med. Woch., 1882).

JULIEN. — Du Massage de l'œil. Thèse, Paris, août 1812.

ABADIE. — Traitement du blépharospasme par le massage (Gaz. des hôp., p. 116, 1882).

Van der LAAN. — Periodico de oftalmologica (mars 1880).

LE MASSAGE

PREMIÈRE PARTIE

I

PHYSIOLOGIE DU MASSAGE

L'action physiologique du massage est complexe ;
elle se traduit par des effets mécaniques, thermiques
et électriques. En outre, les phénomènes qu'il provoque dans la sphère du système nerveux, notamment
sur les nerfs des vaisseaux, ne peuvent s'expliquer que
par une action réflexe, et par l'influence considérable
qu'il exerce sur les phénomènes physiologiques de
l'organisme humain, ainsi que l'ont prouvé les remarquables expériences de Zabladowsky, à l'Institut physiologique de Berlin.

Ce savant a pratiqué le massage sur un certain nombre de sujets, et a cherché d'une façon très exacte les
variations qui se sont produites dans les facteurs suivants :

1º Poids du corps,

2° Force des muscles de la main,

3° Température (rectum et aisselle),

4° Pouls,

5° Respiration,

6° Quantité N d'urine,

7° Sa densité,

8° Sa composition,

9° Quantité de matières extractives,

10° Phosphore,

11° Acide sulfurique,

12° Quantité de matières fécales en vingt-quatre heures.

Ces données ont été obtenues chaque jour, pendant les huit jours qui ont précédé et suivi le massage, et pendant les dix jours où les manœuvres ont été pratiquées quotidiennement.

Chez tous les sujets, on a reconnu une augmentation de la force musculaire au dynamomètre.

Chez les individus robustes, ainsi que chez les femmes délicates, on observe une diminution du poids du corps et une augmentation des matières azotées et de H^2SO^4; chez les sujets moyens, N a diminué, H^2SO^4 a augmenté.

Le massage de l'abdomen a activé les mouvements péristaltiques de l'intestin et augmenté les selles. En résumé, suractivité des fonctions vitales, accompagnée d'un sentiment de bien-être et de souplesse dans les mouvements, augmentation de l'appétit et du sommeil; le massage de la partie supérieure de la cuisse a produit l'érection.

Zabladowsky, relativement à l'action du massage sur les muscles qui ont fourni une somme considérable de travail, est arrivé aux résultats suivants : Chez des grenouilles, il a pu, par le massage, réveiller la contractilité musculaire, épuisée par des courants d'induction intenses ; au début, les manipulations semblent produire peu d'effet ; mais, si on laisse l'animal se reposer quelques instants, le résultat est beaucoup plus rapide.

Chez l'homme, après un travail très violent de 15 minutes environ, un répit procure un certain bien-être, mais une séance de massage permet de recommencer le travail et même pendant plus longtemps. Un sujet, le coude appuyé sur une table, soulève 840 fois de suite un poids d'un kilogramme de seconde en seconde, le bras passant de la position horizontale à la position verticale, de façon que la main touche l'épaule. Après cette série de mouvements, courbature complète que cinq minutes de massage firent complètement disparaître, au point que le bras, ayant retrouvé toute sa force, put recommencer 1100 fois le même exercice. Le sujet déclare qu'il constate une grande différence entre un repos et une séance de massage ; c'est ainsi que le bras, après avoir soulevé 600 fois un poids de 2 kilogrammes, est resté engourdi malgré cinq minutes de repos, tandis qu'un massage de même durée lui a rendu toute sa vigueur.

Kronecker et Stirling ont montré qu'un muscle fatigué peut se tétaniser à la suite d'une faible irritation comme un muscle frais. Ce dernier, soumis à six excitations par seconde, peut passer de la contraction à la tétanisation (qui sera moins forte pour le muscle surmené). Après quelques minutes de repos, le muscle retrouve ses fonctions, mais une nouvelle excitation peut ramener l'état tétanique, tandis qu'après le massage il a pu avant le retour à la tétanisation produire par centaines les mouvements dont nous avons parlé précédemment. En somme, le massage agit à la manière d'une irrigation qui non seulement enlèverait les déchets, mais apporterait de nouveaux matériaux nutritifs. Un résultat assez inattendu, c'est celui que donne le massage pour la contractilité électrique des muscles : il la diminue :

On épuise un muscle par un courant d'induction, les deux bobines étant à 33,7 centimètres l'une de l'autre ; après vingt minutes de repos, il a retrouvé toutes ses propriétés ; tandis qu'après une séance de massage, il faut rapprocher les bobines pour constater une contraction. Les nerfs sensitifs de la peau perdent une grande partie de leur excitabilité par le massage ; il est probable qu'ici des frictions trop violentes doivent épuiser le nerf, au même titre qu'une irritation exagérée.

Sur des chiens, on a pu constater l'action réflexe que les nerfs sensitifs peuvent, par l'intermédiaire du pneumogastrique, exercer sur le cœur. Un chien dont le pouls donne 24 pulsations par minute est soumis au massage : le pouls monte immédiatement à 64, pour diminuer peu à peu et tomber à 36 à la fin de la séance. Si l'on coupe le pneumogastrique, les manipulations n'ajoutent rien à l'accélération des mouvements cardiaques. Enfin, on a constaté une augmentation de la pression sanguine, sous l'influence du massage.

Une grande partie de ces effets réflexes doit être mise sur le compte de l'émotion de l'animal en expérience, de sorte qu'il est difficile de fixer exactement dans quelle proportion le massage accélère le pouls. Il est vrai qu'ici, à côté de l'action réflexe, il y a l'action mécanique qui joue un rôle important.

L'action mécanique est, à notre avis, la plus remarquable et en même temps la plus importante. Elle consiste en une accélération du cours du sang et de la lymphe dans la partie massée.

Nous devons aux nombreux travaux de Ludwig et

de ses élèves une connaissance très exacte du cours normal de la lymphe. Les expériences de Weiss, de Krause, de Lesser et d'Eminghaus ont prouvé que, outre les mouvements d'inspiration, les contractions musculaires peuvent avoir une influence sur le courant lymphatique et l'accélérer dans les vaisseaux qui traversent ou avoisinent la région musculaire mise en jeu. Si, par exemple, sur un chien, on introduit dans le vaisseau lymphatique qui accompagne la saphène un petit tube de verre, on n'observe aucun écoulement, tant que la patte reste au repos. Si on la remue et qu'on provoque ainsi des contractions musculaires, on observe un écoulement abondant par le tube. Les frictions centripètes et le pétrissage de la patte au repos produisent un écoulement analogue, qui diminue peu à peu pour augmenter dès qu'on reprend les frictions, après une pause de quelques instants.

Lassar a reproduit les mêmes expériences, et est arrivé aux mêmes résultats. En opérant sur un chien dont la patte était le siège d'une violente inflammation, il a constaté un écoulement abondant de lymphe, dès qu'on massait le membre, ou qu'on lui imprimait un mouvement passif. Dans le membre sain, il n'a obtenu d'écoulement par le tube qu'avec le pétrissage et les frictions énergiques, tandis qu'avec les mêmes manipulations, la jambe malade fournissait une quantité de liquide sept ou huit fois plus considérable.

Les grands réservoirs lymphatiques, les ganglions, se comportent de même : l'excitation électrique d'un ganglion lymphatique n'amène aucun changement dans le cours de la lymphe, tandis que, si on comprime ou qu'on frictionne un ganglion sain ou enflammé, il laisse écouler une certaine quantité de liquide. Ces résultats montrent l'influence du massage sur le cours de la lymphe, ainsi que sur la résorption des liquides normaux ou pathologiques.

Les expériences de Mosengeil ne sont pas moins intéressantes, en ce qui touche l'action du massage sur la résorption des liquides épanchés dans les articulations.

Cet auteur injecte dans différentes jointures d'un lapin une solution assez concentrée d'encre de Chine finement pulvérisée. Puis il masse à plusieurs reprises certaines de ces articulations, et laisse les autres sans y toucher. Le gonflement produit par l'injection disparaît rapidement dans les points qu'on a massés et persiste au niveau des articulations sur lesquelles on n'a pas pratiqué de manipulation. A l'autopsie, les articulations massées ne contiennent plus d'encre de Chine, tandis que les autres laissent écouler, quand on les ouvre, une synovie fortement teintée de noir. Au-dessus de l'articulation fémoro-tibiale qui a été massée, on trouve le tissu cellulaire sous-cutané de la cuisse fortement imprégné du liquide colorant, ce qui n'existe pas dans le membre qui n'a pas été soumis au massage. La même coloration s'observe au pli de l'aine, dans les espaces intermusculaires et dans les muscles cruraux. Les ganglions et les vaisseaux qui y aboutissent sont également injectés d'encre du côté massé, et normaux dans le membre qui n'a subi aucune friction. Ces expériences prouvent :

1° Que dans les synoviales articulaires, comme dans les autres tissus, le massage hâte la résorption des produits normaux et morbides ;

2° Que le système lymphatique est la principale voie par laquelle ces liquides sont évacués.

Mosengeil compare cette action du massage au phénomène qu'on peut produire expérimentalement dans un tube élastique rempli de liquide et plongeant par une de ses extrémités dans un réservoir contenant le même liquide. Si l'on opère sur le tube une série de pressions, à chaque compression la partie libre laisse couler une certaine quantité d'eau, tandis que l'extrémité immergée, en s'élargissant, aspire, au moment où la pression cesse, une quantité égale du liquide contenu dans le récipient. Dans le cas qui nous occupe, c'est par la circulation en retour et surtout par les lymphatiques que s'opère cette aspiration. Chez l'homme, les valvules qui garnissent les veines et les vaisseaux lymphatiques s'opposent à un reflux du liquide au moment où la pression cesse.

Ces considérations montrent l'importance qu'il y a à commencer le massage par les parties saines situées au-dessus du point qu'on se propose de masser. Les lymphatiques et les veines superficielles se dégorgeront pour faire place aux produits pathologiques que le massage de la partie malade poussera dans leur cavité. Il arrive même, quand il est impossible d'agir sur les points enflammés, que le massage des parties saines environnantes amène une notable amélioration. Il agit alors à la manière d'un cataplasme, comme antiphlogistique, en diminuant le gonflement et les douleurs.

Le massage direct des parties malades a une action bien plus efficace et, par suite, beaucoup plus importante à connaître, et que nous allons étudier en suivant les divisions que nous tracerons plus loin.

1° *Effleurage.* — Léger et superficiel, il provoque par action réflexe une excitation de la peau, qui ne manque jamais de se produire. L'action mécanique est ici secondaire.

Les recherches de Naumann (1), de Winternitz (2)

---

(1) Naumann, *Untersuchungen über die physiologischen Wirkungen der Hautreizmittel. Prager Vierteljahrschrift.* B. 77.
(2) Winternitz, *Hydrothérapie.* Wien, 1877.

et de Schede (1) nous expliquent parfaitement l'action
de cette manipulation. Les expériences de ces auteurs
ont prouvé qu'une excitation légère de la peau amène
la contraction des vaisseaux et, par suite, une accélération du cours du sang; tandis qu'une excitation plus
forte produit des effets diamétralement opposés, c'est-
à-dire le relâchement de la paroi vasculaire et le ralentissement du courant sanguin.

Un effleurage léger hâtera donc la circulation, tandis
qu'un effleurage plus fort la ralentirait, si sa direction
centripète, en renforçant la vis à tergo, ne venait con-
tre-balancer l'effet de l'élargissement vasculaire, et par
suite provoquer également une circulation plus active
dans la partie massée. Les échanges osmotiques qui
s'opèrent entre les capillaires et les tissus seront ac-
tivés, ainsi que les fonctions physiologiques des éléments anatomiques ; il se produira en outre des changements moléculaires locaux. L'effleurage plus énergique forcera les lymphatiques à reprendre les produits
de l'exsudation inflammatoire que les pressions centripètes chasseront plus loin.

2° *Massage et frictions*. — Les recherches de Glax et
Klémensiewicz (2) sur la nature de l'inflammation nous
ont appris que, au milieu d'un foyer d'inflammation, les
parois vasculaires s'opposent à la rentrée du liquide
transsudé ; les vaisseaux lymphatiques sont tellement
gorgés que l'absorption par cette voie devient insuffi-
sante et que les produits morbides compriment les vaisseaux de dégagement. Aussi devons-nous en conclure

(1) Schede, *Ueber die feineren Vorgänge nach der Anwendung
starker Hautreize. Langenbeck's Arch.* B. 13, 1873, p. 14.
(2) J. Glax, und Klemensiewicz *Bieträge zur Lehre von der
Entzündung. 1. Mitthellung. Wiener academische Sitzungsbe-
richte.* 3. Abth., LXXXIV, p. 216 à 326.

que, dans de semblables conditions, un massage direct de la partie enflammée sera plus nuisible qu'utile, puisqu'il viendra ajouter sa compression à celle qui est le fait du processus inflammatoire. Mais il en est tout autrement pour les parties avoisinantes, là où les vaisseaux sont encore perméables, surtout dans les cas de poussée aiguë ; ce n'est que dans l'inflammation chronique ou après la période d'acuité que le rétrécissement vasculaire gagne les tissus voisins.

Il est donc prudent de commencer le massage par les parties saines environnantes pour gagner de proche en proche le point où siège l'inflammation.

Faute de suivre cette règle, le massage devient très douloureux, car l'effleurage des parties avoisinantes diminue la pression sur les extrémités des filets nerveux et par suite les douleurs, tandis que, appliquée sur le point enflammé, la main ne peut chasser complètement les liquides épanchés qui viennent augmenter la douleur en comprimant encore plus fortement les nerfs.

S'il existe déjà des exsudats plus ou moins consistants, des granulations fongueuses ou des végétations, les frictions ou le pétrissage les écraseront, déchireront les vaisseaux et favoriseront la dégénérescence graisseuse de ces produits pathologiques. La friction sur le tissu sain environnant hâtera leur résorption. Ces manœuvres peuvent faire naître dans ces mêmes parties voisines des inflammations aiguës, qui d'ailleurs ne pourront avoir qu'une influence favorable sur la régénération des tissus, d'autant plus qu'un massage suivi les empêchera de s'étendre ou de passer à l'état chronique.

3º *Pétrissage.* — Le pétrissage agit à la manière de l'effleurage et de la friction combinés. Ici, l'action mécanique est prépondérante.

1.

On peut considérer le pétrissage du système musculaire comme une sorte de gymnastique passive. Les
effets en sont identiques : le muscle augmente de volume, chacune de ses fibres s'affermit et, par suite, sa
vitalité augmente, ses contractions deviennent plus
rapides et plus puissantes.

4° *Tapotement*. — Quant au tapotement, il a sur le
système nerveux une action énergique, qui doit être
due à des changements moléculaires dans la constitu-
tion du nerf. Les recherches de Goltz à cet égard vont
nous éclairer sur ce point.

Goltz a montré que les percussions exercent sur le
cœur une action réflexe très importante, par l'intermédiaire du nerf vague ; elles ralentissent les mouvements de l'organe et peuvent les suspendre complètement. Elles agissent sur la moelle épinière, en changeant
le calibre des vaisseaux, et par suite font varier la contractilité musculaire.

Si l'on ouvre le ventre d'un animal soumis à des tapotements, on trouve les veines dilatées et remplies de
sang, phénomène dû à la paralysie des nerfs constric-
teurs provoquée par l'excitation mécanique. En opérant
directement sur l'estomac et l'intestin, on observera d'a-
bord une pâleur du péritoine et une contraction vasculaire ; si les percussions sont continuées pendant
quelque temps, les vaisseaux subissent une dilatation
qui peut aller jusqu'à la paralysie. — Il en résulte que
c'est dans le réseau vasculaire péritonéal que se con-
centre presque tout le sang de l'animal en expérience
et que les autres organes, ainsi que le cœur, subissent
une déplétion sanguine artificielle.

A côté de ces changements dans le tonus vasculaire,
les percussions produisent, par action réflexe, d'autres
phénomènes dans la sphère du système nerveux, tels

que arrêt du cœur et de la respiration, paralysie des nerfs moteurs. Ces expériences physiologiques nous permettent de conclure que le tapotement produira, partout où il sera pratiqué, les effets suivants : au début, une contraction des vaisseaux, puis une dilatation pouvant aller jusqu'à la paralysie des parois, appel sanguin dans le territoire sur lequel il agit ; enfin des changements moléculaires dans le système nerveux central se traduisant par divers symptômes, principalement des paralysies. Le tapotement n'est, en effet, autre chose que les percussions de Goltz. Aussi, quand on l'emploie, il faut se souvenir de l'influence violente que peut avoir une manipulation aussi simple, calculer la force, le nombre, la vitesse, la durée des chocs successifs et tenir compte du point sur lequel on frappe. Les diverses maladies présenteront donc pour le tapotement des indications différentes.

Sur les nerfs sensitifs, son action est analogue à celle qu'il a sur les vaisseaux sanguins. Quand on tapote un nerf douloureux, on observe, au début, une exagération de la douleur, qui diminue bientôt pour disparaître ensuite complètement.

5° *Mouvements actifs et passifs.* — Les mouvements actifs et passifs qui complètent la plupart des séances de massage ont une action purement mécanique. Lassar et Ludwig ont montré sur les animaux la relation étroite qui existe entre les contractions musculaires et le cours de la lymphe, aussi bien à l'état pathologique que dans les conditions normales.

Le cours du sang veineux est également hâté par ces mouvements. La position des petits vaisseaux entre les faisceaux musculaires, les valvules dont sont tapissées les veines, la contraction des muscles reproduisent exactement la disposition de la pompe aspirante ; c'est par un mécanisme analogue que le sang est poussé dans les grosses veines.

Braune (1) a montré que les vaisseaux contenus dans le ligament de Poupart sont disposés de telle sorte que les mouvements de l'articulation coxo-fémorale opèrent une sorte d'aspiration du sang contenu dans la veine crurale, et par suite activent la circulation en retour du membre inférieur. Pareille disposition existe pour le membre supérieur sous la clavicule (Herzog) (2).

Nous avons vu plus haut les mouvements hâter le cours de la lymphe, surtout dans un membre enflammé, et, sous leur influence, cette inflammation diminuer sensiblement. Cette action a des bornes : lorsque le courant lymphatique est épuisé, il faut un certain temps pour que les mouvements puissent mécaniquement le ramener, c'est là une limite difficile à fixer en pratique. Les mouvements actifs et passifs doivent être commencés avec prudence et douceur, il ne faut pas les prolonger trop longtemps. Les sensations du patient seront un indice qui permettra de rester dans les limites voulues.

Les recherches récentes ont éclairé d'un jour nouveau la question des mouvements actifs et passifs forcés et de leur action physiologique. En présence des résultats obtenus dans ces derniers temps par l'élongation des nerfs, nous nous sommes demandé si on ne pourrait pas arriver au même but sans pratiquer une véritable opération. Malheureusement, pour trouver une solution satisfaisante, il faudrait savoir exactement

(1) Braune, *Die Oberschenkelvene in anatomischer und klinischer Beziehung*. Leipzig, 1873.

(2) Herzog, *Beiträge zum Mechanismus der Blutbewegung an der oberen Thoraxapertur*. (*Deutsche Zeitschr. für Chir.*, 1881, B. 16.)

comment agit l'élongation des filets nerveux ; or c'est un point encore obscur, malgré toutes les expériences qui ont été faites sur le cadavre et les animaux par Laborde (1), Quinquaud (2), Witkowsky (3), Langenbuch (4), Gussenbauer (5), Dara (6), Braun (7), et tout dernièrement par Hegar (8). Néanmoins il ressort de la plupart de ces expériences que certains mouvements de la colonne vertébrale et des membres ont sur la moelle épinière une influence incontestable, souvent même considérable.

Nous rappelons ici les essais de Hegar qui sont à la fois les plus récents et les plus instructifs.

La dure-mère rachidienne mise à nu est entourée de deux morceaux de fil de couleur distants l'un de l'autre de 12^{cm},5 ; au niveau de chacun de ces fils, une aiguille est plantée sur les vertèbres. Le cadavre étendu sur le ventre, on glisse au niveau de l'épigastre un billot qui provoque une certaine courbure du rachis ; un aide appuie fortement sur la nuque, sans que les membres inférieurs soient maintenus. On voit alors les fils et les aiguilles remonter les quelques millimètres, ce qui indique une ascension de la moelle vers la tête.

Dès que la flexion cesse, les fils reviennent ainsi que les aiguilles à leur position première. Pour une flexion moyenne, la distance entre les deux fils a été de 13 centimètres, soit une augmentation de 5 millimètres ; quant aux aiguilles, leur écartement a augmenté de 7 milli-

(1) *Gaz. méd. de Paris,* 1881, p. 93.
(2) *Progrès méd.,* 1881, 12, 13.
(3) *Arch. f. Psych.* XI. 2. 1880.
(4) *Bérliner Kl. Woch.* 1882. 12.
(5) *Prager med. Woch.,* 1882. 2.
(6) *Canst. Jahresb.,* 1882. II.
(7) *Prager med. Woch.,* 1882. 17, 19.
(8) *Wiener med. Blätter,* 1884. 3.

mètres. Dans la flexion forcée, la dure-mère s'est allongée de 7 millimètres, la colonne vertébrale de 8 millimètres. On évalue que, dans la flexion maxima de la cuisse sur l'abdomen, le genou étendu, il se produit un allongement de 1 millimètre environ.

Pour vérifier cette assertion, le cadavre est remis dans sa première position où les fils sont distants de $12^{cm},5$ puis on met à découvert les deux nerfs sciatiques sur lesquels on opère de fortes tractions; on voit alors des déplacements de la dure-mère très faciles à constater jusque dans la région des vertèbres dorsales. L'allongement est d'environ 1 millimètre. Si les tractions ne portent que sur un seul des nerfs sciatiques, on observe encore des tiraillements dans la dure-mère, mais il devient impossible de mesurer l'allongement produit.

A ce moment, la colonne vertébrale est soumise à la flexion comme dans la première expérience, la distance entre les deux fils est de $13^{cm},1$, soit 6 millimètres d'augmentation ; si alors on élonge les deux sciatiques, la distance devient de $13^{cm},3$, soit, au total, 8 millimètres en plus.

Tels sont les changements subis par la dure-mère rachidienne; reste à savoir si la moelle y participe dans les mêmes proportions. Pour cela, les méninges étant incisées, Hegar place directement sur le tissu nerveux deux fils disposés comme précédemment et distants de $15^{cm},35$. La flexion modérée du tronc a porté cette longueur à $16^{cm},1$, la flexion forte à $16^{cm},4$. L'élongation des deux sciatiques ne donne aucun résultat. La distance des deux fils étant de $15^{cm},1$ a pu être portée, par la flexion forcée, à $16^{cm},25$ et même $16^{cm},40$. D'où on conclut que la moelle s'allonge plus que la dure-mère. Cette dernière a donné comme augmentation de

longueur 4,5 et même 6 p. 100, la moelle 4,6 et même
8 p. 100. Il est vrai que, dans les deux dernières expériences où l'élongation a été de 6 et 8 p. 100, on peut
mettre cette plus-value sur le compte d'une flexion plus
forte dont il est impossible d'évaluer exactement le degré.

Ces résultats nous permettent de conclure que certains
tains mouvements ont pour conséquence une élongation
de la moelle et des nerfs. Pour la moelle, c'est la
flexion du tronc en avant ; pour les membres, le mouvement d'extension ou de flexion qui correspond au tiraille-
lement du filet nerveux. Cet allongement du nerf ne
peut-il pas produire dans le tissu nerveux un changement moléculaire analogue à celui provoqué par l'é-
longation chirurgicale ?

En résumé, il est certain que, par des mouvements
actifs et passifs appropriés, on peut produire une élongation des nerfs et de la moelle et remplacer dans bien
des cas une opération par de simples exercices.

De plus, les expériences de Hegar prouvent qu'à l'é-
tat normal, les mouvements du corps produisent dans
les nerfs de petits allongements, minimes il est vrai,
mais réels cependant, et qui ont probablement pour but
d'activer les échanges nutritifs, de même que les contractions musculaires agissent sur la vitalité de la fibre,
et enfin, que les excitations brutales, en provoquant
une extension exagérée de la moelle et des nerfs, peuvent devenir très dangereuses.

C'est là une question importante qui demande de
nouvelles études destinées à montrer l'influence des
mouvements sur le système nerveux. Cependant nous
pouvons retenir de ce qui précède que l'action des
mouvements actifs et passifs sur le système nerveux
est toute mécanique et consiste en un allongement de la
moelle ou du nerf.

Le massage du cou agit surtout comme décongestionnant. La situation superficielle des gros troncs veineux les rend très accessibles aux manipulations, dont l'action accélératrice sur la circulation est encore renforcée par des inspirations profondes, qui, en augmentant la pression négative, attirent le sang veineux dans le sens de la petite circulation.

D'autre part, la circulation lymphatique est accélérée mécaniquement par l'action directe du massage sur les amygdales, la langue, les follicules pharyngés qui ne sont autres que des réseaux lymphatiques et les nombreux paquets ganglionnaires du cou. D'ailleurs la pratique confirme la théorie, car le massage du cou résout très rapidement les engorgements lymphatiques de cette région.

Le massage de l'abdomen a une action physiologique encore plus importante, surtout au point de vue pratique. Nous allons donc nous en occuper avec plus de détails. Il est généralement employé dans le but de faciliter l'absorption des liquides contenus dans les organes abdominaux et de régulariser les fonctions de l'intestin.

Les récentes expériences de Recklinghausen (1), ainsi que les recherches de Wegner (2), ont montré la puissance d'absorption énorme que possède le péritoine, grâce à la disposition des vaisseaux lymphatiques dans les interstices de la couche épithéliale, et aux stomates en communication directe avec la cavité péritonéale.

A l'état normal, il n'existe pas de liquide libre dans

---

(1) Recklinghausen, *Zur Fettresorption. Virchov's Arch.* B. 26, p. 174.

(2) Wegner, G., *Bemerkungen über die Peritonealhöhle mit besonderer Berücksichtigung d. Ovariotomie.* (*Langenbeck's Arch.*, B. 20, p. 51.)

cette cavité, dont les parois doivent être constamment lisses et lubrifiées. Wegner, dans le but de connaître le rôle du péritoine dans les opérations d'ovariotomie et de laparotomie, y a injecté, chez des lapins, de 20 centigrammes à 2 grammes de liquides à la température de 35° centigrades, tels que eau distillée, solutions salines au centième, sérum, etc.

Les animaux n'ont éprouvé aucune réaction ; à l'autopsie, on a trouvé le péritoine normal, le liquide en partie résorbé et avec une rapidité telle qu'en une heure la quantité de liquide disparu est d'environ 0^{gr},493 par kilogramme de l'animal. Remarquons cependant que ces chiffres sont un peu élevés : Wegner tuait les lapins en leur ouvrant les carotides, ce qui demande un certain temps, pendant lequel la diminution de pression dans le courant circulatoire augmente considérablement l'aspiration du liquide.

Pour rapprocher des expériences que nous venons de citer l'action du massage sur l'abdomen et l'absorption péritonéale, de nouvelles recherches étaient nécessaires. C'est la tâche que nous avons entreprise, avec le concours de notre excellent confrère le Dr Carl Höffinger. Les animaux ont été tenus en observation depuis le moment de l'injection jusqu'à l'intant où on les a sacrifiés, après leur avoir fait subir un massage général du ventre par séances de dix minutes. A l'autopsie, on a tenu compte du liquide qui restait encore dans le péritoine, on en a déduit la puissance d'absorption qu'on a comparée au poids de l'animal. Au surplus, voici le détail de l'expérience.

Un lapin domestique, sain, vigoureux, de taille moyenne, dont on a préalablement rasé la peau du ventre, est pesé très exactement, puis étendu sur une table, où on le maintient sur le dos, sans trop le serrer

pour laisser aux parois abdominales leur tension normale, et pour ne pas gêner les mouvements respiratoires. Après avoir légèrement chloroformé l'animal,
on saisit entre le pouce et l'index la paroi de la région
hypogastrique gauche dans toute son épaisseur, sans
comprendre dans ce pli aucun organe. Un trocart fin
est introduit de dehors en dedans et de bas en haut
jusque dans le péritoine; on adapte la canule, par un
tube de caoutchouc, à une seringue qui sert à injecter
une quantité connue d'un liquide à 35° centigrades.

Cette opération pratiquée simultanément sur plusieurs sujets, on détache les uns et on masse les autres
sur l'abdomen, puis on les tue, par la section du bulbe,
sans perte de sang; l'abdomen ouvert, le péritoine est
examiné, les liquides sont soigneusement recueillis et
mesurés, on en déduit la quantité qui a été résorbée
et on la rapporte au poids total du sujet sur lequel on
a expérimenté.

EXPÉRIENCE I.

Un lapin pesant 1225 grammes est soumis à 9 h. 37
à une injection de 2 grammes d'eau, et tué exactement
une heure après. Le péritoine est absolument normal
et renferme $1^{gr},44$ de liquide clair et légèrement jaune.
Il a donc été absorbé $0^{gr},56$, soit environ 0,457 par
kilogramme de l'animal.

EXPÉRIENCE II.

Un lapin de 1698 grammes est soumis à une injection de $2^{gr},45$ d'eau à midi et demi et laissé en repos
pendant deux heures; on le tue à 2 heures et demie.
Le péritoine est souple, luisant, très faiblement in-

jecté ; les veines mésentériques sont très gorgées. On recueille 1^{gr},20 d'une eau légèrement teintée de rouge, gluante ; il a donc été absorbé en deux heures 1^{gr},25, ce qui représente environ 0,740 par kilogramme de l'animal.

Expérience III.

Sur un lapin dont le poids est de 991 grammes on injecte, à 10 h. 55, 2 grammes d'eau ; de 11 h. 15 à 11 h. 25, puis de 11 h. 35 à 11 h. 45, on pratique le massage de l'abdomen et, à 11 h. 55, l'animal est sacrifié. Pendant les manipulations, le ventre diminue visiblement, devient moins tendu, la respiration est calme et régulière ; l'animal urine, et ce n'est qu'à la fin de l'heure qu'il paraît plus faible et est pris d'un léger tremblement.

On trouve le péritoine uni, brillant, puis injecté ; les veines sont fortement remplies de sang.

La cavité péritonéale contient environ 1^{gr}, 10 d'eau légèrement rougie et filante. Il a donc été absorbé cette fois 0^{gr},900, soit 0,909 par kilogramme.

Expérience IV.

À 11 h. 7, on injecte 2 grammes d'eau à un lapin de 1023 grammes, puis on le laisse en repos ; à 11 h. 25 première séance de massage de dix minutes suivie de deux autres de même durée, à 12 h. 2 et à 12 h. 45. À 1 h. 7, l'animal est tué, sans avoir rien perdu de sa vivacité.

Le péritoine est normal, les veines moins remplies, il reste 0^{gr},95 d'un liquide jaune, clair et assez épais. Il a donc été résorbé en deux heures 1^{gr},05, ce qui représente pour un kilogramme de l'animal 1^{gr},029.

Expérience V.

2^{gr},45 d'eau sont injectés dans le péritoine d'un lapin de 1497 grammes à midi 35. Massage de midi 38 à midi 48; de 1 h. 20 à 1 h. 30, de 2 heures à 2 h. 10. On tue l'animal à 2 h. 13. À la fin de la première heure, il commençait visiblement à faiblir : les oreilles et les extrémités refroidies, la respiration courte, tremblements très forts, miction fréquente et volontaire pendant le massage qu'il supporte sans cris, ni douleurs apparentes, bien que l'abdomen présente du tympanisme. Ces symptômes nous font conclure à une blessure du péritoine ou de l'intestin par la piqûre, suivie d'un début de péritonite (1).

À l'autopsie, on trouve l'intestin grêle très distendu par des gaz, presque paralysé, violet foncé; les vaisseaux du péritoine dilatés et remplis, les capillaires ainsi que le feuillet pariétal de la séreuse fortement injectés, les veines mésentériques gorgées de sang. On ne constate aucune perforation intestinale, mais une piqûre du mésentère, entre les feuillets duquel existe une suffusion sanguine assez étendue accompagnée d'une injection de la surface qu'on ne saurait attribuer d'une façon certaine à une réaction ou à un processus inflammatoire. La cavité abdominale renferme 1^{gr},25 d'un liquide jaune rouge, assez épais, albumineux.

Il a donc disparu, malgré le commencement d'in-

(1) Dans cette expérience qui fut la première on ne se servit pas du trocart explorateur, mais de l'aiguille d'un aspirateur Dieulafoy, dont la pointe très effilée produit facilement des lésions de l'intestin, du mésentère ou de l'épiploon. Le gros intestin rempli de matières durcies est souvent difficile à éviter, aussi l'expérience n'a-t-elle de chances de réussir, sans complications, qu'avec le trocart explorateur.

flammation et la transsudation, 1^{gr},20, quantité qui, rapportée au poids du corps, donne une absorption de 0,817 par kilogramme.

Les tableaux suivants résument les résultats que nous venons d'exposer :

TABLEAU A.

DURÉE.	LIQUIDE RÉSORBÉ P. 1 KIL. DU SUJET.	
	SANS MASSAGE.	AVEC MASSAGE.
1 heure................	0.457	0.909
2 heures..............	0.740	1.029

TABLEAU B.

DURÉE.	LIQUIDE RÉSORBÉ P. 1 KIL. DU SUJET.		
	SANS MASSAGE.	AVEC MASSAGE.	DIFFÉRENCE ± en faveur du massage.
Pendant la 1re heure ..	0.457	0.909	+ 0.452
— la 2e — .	0.283	0.120	— 0.163
Fin de la 2e heure.....	0.740	1.029	+ 0.289

Ces faits nous permettent de tirer les conclusions suivantes :

1° Le péritoine, à l'état normal, absorbe une grande quantité des liquides neutres ou peu excitants qu'on injecte dans sa cavité. Pour un kilogramme du poids du corps, l'absorption a été de 0,457 en une heure, 0,740 en deux heures.

2° L'absorption est plus active dans les premiers moments qui suivent l'injection, elle diminue ensuite rapidement. Dès la seconde heure, elle est déjà réduite de moitié; elle a été dans la première heure 0,457 p. 1,000, et dans la deuxième de 0,283 seulement.

3° Le massage de l'abdomen augmente cette puissance d'absorption du péritoine. Il a donné, en une heure, une absorption de 0,909, soit une augmentation de 0,452; en deux heures 1,029, soit 0,289 en plus.

4° Le massage agit surtout au début; dans la première heure qui suit l'injection, il a augmenté l'absorption dans le rapport de 0,909 à 0,452, plus du double. En revanche, dans la seconde heure, l'absorption n'a été que de 0,120, c'est-à-dire sept fois moindre que dans la première heure. Bien plus, l'absorption sans massage a été de 0,283, soit une différence en moins de 0,163 pour le massage de la seconde heure.

Les recherches de de Recklinghausen confirment ces résultats. L'absorption qui, par les vaisseaux lymphatiques de l'abdomen réunis au centre aponévrotique du diaphragme, transporte les liquides dans le canal thoracique et de là dans le torrent circulatoire, est rapide et sans interruption, mais elle est considérablement accélérée par une compression de l'abdomen.

Sous la pression d'une colonne d'eau de 120 millimètres, le courant est déjà très fort et s'accompagne de tourbillons parfaitement visibles; il acquiert son maximum d'intensité si la pression a des intermittences rapides.

On peut rapprocher de ces expériences les résultats obtenus par Naunyn et Schreiber (1). Ces auteurs ont

(1) Naunyn und S. Schreiber, *Ueber Gehirndruck.* Leipzig, bei Vogel, 1881.

injecté dans les espaces sous-arachnoïdiens une solution saline à 0,75 p. 100 sous une forte pression, et ont toujours constaté une puissance de résorption considérable. C'est ainsi que, sur un chien de 9500 grammes, en 1 heure 45 minutes, 4 grammes ont été résorbés sous une pression à légères intermittences qui ne dépassait pas 10 centimètres de mercure.

Le massage de l'abdomen a une action absolument identique. Il active la circulation dans les vaisseaux sanguins et lymphatiques ; de plus, les compressions intermittentes qui constituent les manœuvres facilitent et régularisent l'absorption.

Les expériences sur les animaux que nous avons relatées plus haut nous montrent que l'injection péritonéale, en augmentant la pression intra-abdominale, hâte le travail d'absorption, puisque nous avons vu disparaître pour un kilogramme du poids du corps 0,457 et 0,909 pendant la première heure. Plus tard la pression et, par suite, la résorption diminuent ; cette dernière est tombée pendant la seconde heure à 0,283 et 0,120.

Les manœuvres du massage, en faisant disparaître en une heure 0,909, abaissent rapidement la pression intérieure : aussi pendant la seconde heure n'a-t-il été absorbé que 0,120, soit 0,163 de moins que sans le massage. Malgré cette différence, par le massage, il a disparu 0,289 de plus que sans son intervention. Enfin notre expérience n° V, bien qu'elle n'ait pas complètement réussi, prouve l'action évidente du massage.

L'inflammation péritonéale devait par la transsudation augmenter la quantité du liquide. Or l'autopsie a montré, au contraire, une diminution assez notable. L'animal, visiblement malade, fiévreux, a subi en deux heures trois séances de dix minutes chaque; la quantité de liquide résorbé a été de 0,817, soit 0,077 de plus que chez l'animal qui n'a pas été soumis au massage, et 0,212 de moins que chez celui qui a été tenu pendant deux heures en expérience sans présenter aucun malaise pendant le massage. Ainsi, même dans ces conditions défavorables, la méthode a donné des résultats concluants.

Enfin le massage de l'abdomen règle la digestion en ralentissant les mouvements péristaltiques de l'intestin et en activant la production des sucs digestifs par son action réflexe et par son action mécanique. Ainsi donc, le massage du bas-ventre exerce une action physiologique même sur le contenu de l'intestin.

Le massage général de tout le corps a sur les phénomènes physiologiques une influence considérable qui mérite une étude spéciale. Ici encore, les manœuvres activent le cours du sang et de la lymphe et favorisent les échanges nutritifs; l'action, de locale qu'elle était, devient générale.

Le massage provoque en outre d'autres changements physiologiques très importants; notamment l'hyperémie de toute la peau qui active la respiration cutanée. Cette révulsion peut agir d'une manière favorable sur certains états pathologiques des viscères, entre autres du rein, au même titre que les affusions froides et les bains de mer. N'est-ce pas, d'ailleurs, une sorte de massage que les doucheurs ou les vagues opèrent sur le corps?

Il nous reste à parler de deux autres effets physiologiques produits par le massage. Pour être moins frappants que ceux que nous venons d'étudier, les phénomènes thermiques et électriques n'en ont pas moins leur importance; on peut même affirmer qu'ils ont une influence prépondérante sur les maladies nerveuses, le rhumatisme articulaire, etc.

L'élévation de la température par les frictions est un fait que tous nous mettons en pratique : en hiver, nous nous frottons les mains pour nous réchauffer ; dans les cas de mort apparente par congélation, on frotte le corps d'abord très doucement avec de la neige, puis, par des frictions moins froides et de plus en plus rapides, on cherche à rappeler la chaleur disparue. Le massage à sec amène dans la peau une élévation de température que Mosengeil évalue à deux et même trois degrés centigrades.

Cette chaleur, combinée avec les frictions prolongées, peut développer des courants électriques très faibles dans les points massés. L'électricité dégagée par la main du masseur, la façon dont le massage est pratiquée ont-elles une action sur ces courants? C'est là autant de questions que la physiologie expérimentale pourra éclairer, mais auxquelles il est actuellement impossible de répondre. Il faut en outre faire entrer en ligne de compte l'excitabilité du système nerveux si développée de nos jours, surtout dans les villes ; c'est à elle que sont dues en grande partie les guérisons obtenues par la nouvelle thérapeutique des maladies nerveuses (Métallothérapie, Charcot, etc.). L'impressionnabilité des gens nerveux explique très bien l'action énergique que peut exercer un courant électrique, si faible soit-il.

Le massage, comme tous les traitements, n'opère pas toujours de la même manière chez tous les sujets, même dans des maladies semblables. Les expériences de Zabladowsky nous ont montré que, selon les individus et les manœuvres employées, le massage agit comme calmant ou comme excitant ; à la fois congestionnant ou décongestionnant, il peut apaiser ou augmenter la douleur. Aussi, en présence de ses effets puissants sur les processus physiologiques ou morbides, doit-on tenir grand compte des dispositions individuelles et ne pas fixer de règles par trop générales.

En résumé, le massage est indiqué toutes les fois qu'on veut activer les fonctions physiologiques, amener une réaction violente, provoquer une révulsion, combattre un processus inflammatoire. Il est le moyen le plus rapide pour produire la résorption des exsudats dont les éléments peuvent, sans danger, rentrer dans le torrent circulatoire. En revanche, dans les maladies parasitaires ou infectieuses, les néoplasmes, les maladies cutanées, en un mot toutes les fois que le produit inflammatoire revêt un caractère dangereux pour l'organisme, on ne saurait employer le massage sans s'exposer à des mécomptes.

II

MANUEL OPÉRATOIRE

§ 1. — Manipulations.

Nous avons vu, au chapitre de l'historique, que le massage, après des siècles d'oubli, a été remis en honneur par des médecins français; c'est ce qui explique pourquoi le nom de la méthode et celui de la plupart des manœuvres qui la composent est français.

Les auteurs français et en particulier Estradère ont décrit un grand nombre de manipulations : effleurage, friction, pétrissage, sciage, foulage, pincement, malaxation, percussion, hachure, claquement, vibrations ponctuées et profondes, etc., etc.

Massage préparatoire. — La méthode employée actuellement est beaucoup moins compliquée ; mais si le nombre des manœuvres est moins considérable, en revanche on accorde une grande importance aux manipulations qui précèdent et suivent le massage proprement dit. Nous avons vu précédemment qu'on doit toujours, avant d'agir directement sur la partie malade, masser les tissus sains avoisinants et surtout ceux situés immédiatement au-dessus. Ce *massage préparatoire* est surtout facile à appliquer aux membres ; son importance a échappé à tous les auteurs qui se sont occupés du massage ; nous en avons pour la première fois signalé l'utilité dans une étude antérieure (1).

Le massage préparatoire consiste en effleurages centripètes, de moyenne force, pratiqués soit avec la main à plat, soit avec les deux mains entourant tout le membre au-dessus de l'articulation malade. Dans l'un comme dans l'autre cas, le bord radial doit exercer une pression un peu plus forte que le reste de la main. Cet effleurage, exercé prudemment du côté de la flexion où se trouvent les gros troncs veineux et lymphatiques, dure de deux à trois minutes. Toujours très utile, il devient indispensable lorsque la douleur ou une plaie s'oppose au massage direct (fig. 1). Quand par ce procédé on a opéré une sorte de vide dans les vaisseaux et ouvert la voie à la résorption des produits pathologiques, on passe au massage proprement dit de la partie malade.

Mezger et ses élèves Berghman et Helleday distinguent quatre manœuvres différentes ; cette division a

(1) Reibmayr, *Traitement des synovites chroniques par le massage* (*Pester med.-chir. Presse*, 1883).

le mérite d'être simple et pratique; elle est acceptée aujourd'hui par la plupart des masseurs; pour notre part, nous l'approuvons sans réserve et nous l'avons adoptée dans cet ouvrage.

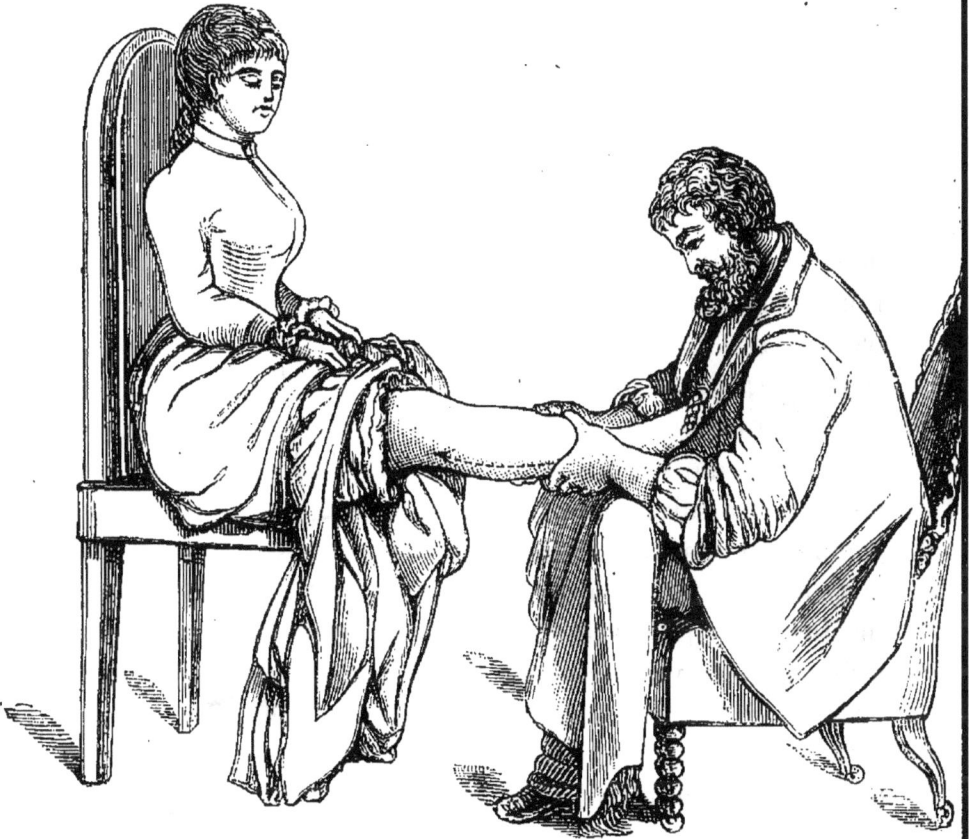

Fig. 1. — Massage préparatoire dans un cas d'entorse du pied.

1° *Effleurage.* — L'effleurage consiste en passes légères, qui peuvent être pratiquées de diverses manières. On emploie généralement la paume de la main posée à plat sur la partie à masser, de manière à s'y adapter exactement, ainsi que le montre la figure 2.

L'intensité de ces passes varie selon les cas, depuis

l'attouchement le plus superficiel jusqu'à la pression obtenue par la superposition des deux mains.

Lorsqu'il s'agit d'atteindre d'anciens exsudats situés dans les espaces intermusculaires ou dans les gaines tendineuses, l'effleurage doit pénétrer à une certaine profondeur dans les tissus, et être pratiqué, soit avec le pouce (fig. 3), soit avec plusieurs doigts (fig. 4). A cet effet on place les doigts dans une situation à peu près perpendiculaire aux parties sur lesquelles on veut agir; puis les faisant pénétrer plus ou moins profondément dans les tissus, on leur fait suivre l'axe du membre en passant sur les bosselures qu'on a pu sentir. Dans les points qui ne sont séparés de l'os que par une mince couche de tissus, l'effleurage doit être pratiqué d'une façon très prudente avec la pulpe du pouce ou des deux pouces (fig. 5); il en est de même lorsqu'on

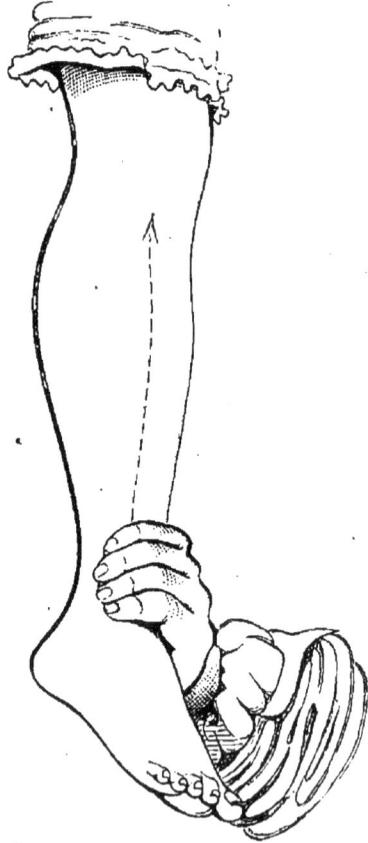

Fig. 2. — Effleurage dans l'entorse du pied.

veut opérer sur une surface restreinte. Par contre, pour effleurer certaines parties du corps garnies d'épais groupes musculaires, on doit employer toute la paume de la main, de manière que les frottements soient opérés principalement par les éminences thénar et hypothénar. Le patient et l'opérateur doivent être

2.

placés dans une position telle que ce dernier puisse en

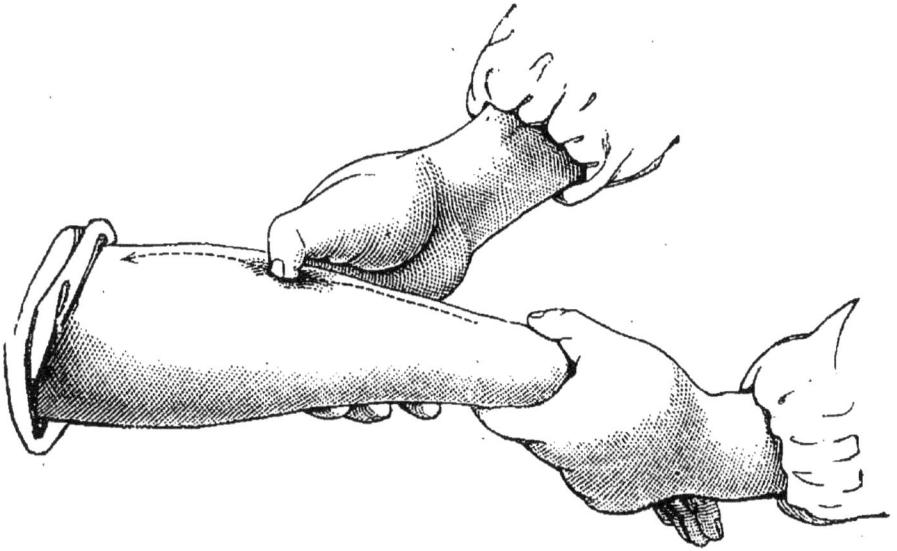

Fig. 3. — Effleurage avec l'extrémité du pouce.

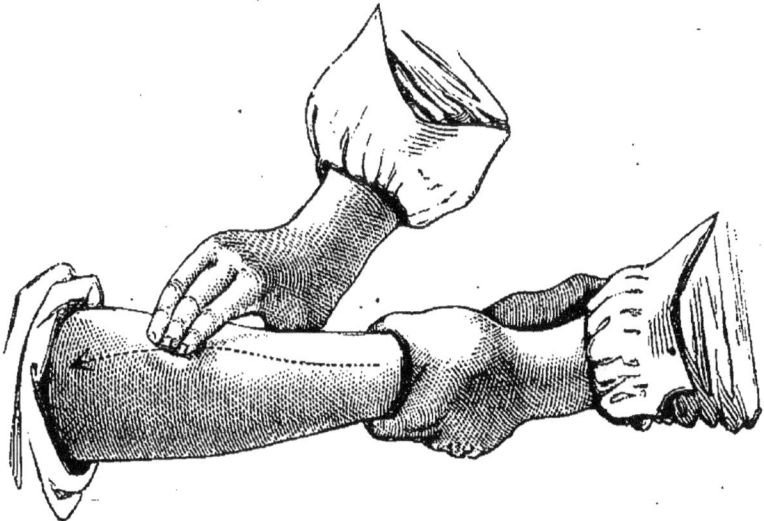

Fig. 4. — Effleurage avec plusieurs doigts, dans les espaces
intermusculaires.

cas de besoin renforcer la pression de tout le poids de
son corps (fig. 6).

Enfin, pour effleurer très profondément, on peut

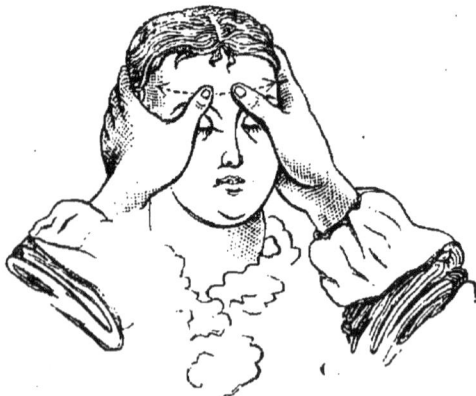

Fig. 5. — Effleurage avec la pulpe des deux pouces, dans la migraine.

placer les mains de façon à former une sorte de peigne ou de rateau que les Allemands désignent sous le nom

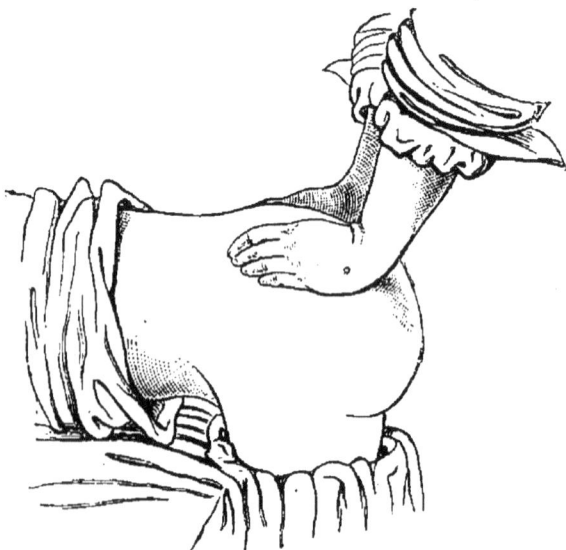

Fig. 6. — Effleurage avec l'éminence thénar dans la sciatique et le lumbago.

expressif de kammgriff (coup de peigne). A cet effet, les

deux poings sont placés côte à côte, les pouces se touchant, de sorte que toutes les articulations phalangetto-phalangiennes placées sur une même ligne forment comme les dents d'un peigne. On peut, pour donner au kammgriff plus de force et aux deux mains une action simultanée, placer le pouce de la main droite dans la main gauche, ou réciproquement (fig. 7).

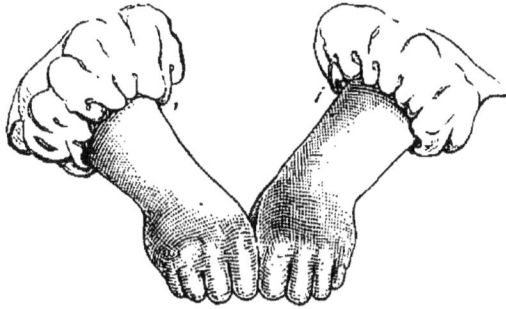

Fig. 7. — Le kammgriff.

Cette variété d'effleurage est très active, mais aussi assez douloureuse.

2° *Massage à frictions*. — Cette manipulation est assez difficile à décrire ou à représenter par des figures ; il est à peu près indispensable de l'avoir vu exécuter pour s'en rendre un compte exact. Voici en quoi elle consiste :

Une main pratique des frictions circulaires énergiques surtout avec les extrémités digitales, tandis que l'autre main exerce des frictions centripètes. Cette manœuvre, pour être bien faite, exige une alternance dans les mouvements des deux mains qui doivent être exactement rythmés (fig. 8).

Lorsque l'endroit sur lequel on opère est restreint, le pouce exécute le mouvement circulaire, et les autres doigts entourant le membre et y prenant un point d'appui pratiquent les frictions centripètes. On emploie selon les cas les deux mains ou une seule.

Cette manœuvre a pour but de désagréger les produits pathologiques et d'en distribuer les parcelles

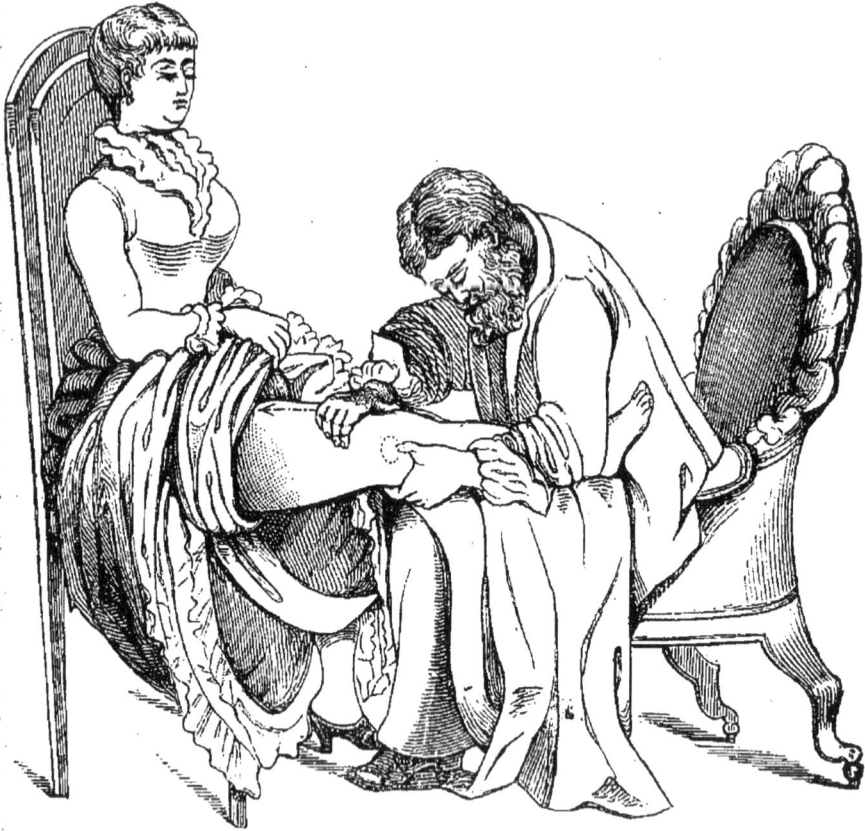

Fig. 8. — Massage à frictions dans un cas d'arthrite chronique du genou droit.

dans les tissus sains environnants. Aussi doit-on toujours commencer le massage par le bord de la lésion. Le sens des frictions est généralement centripète ; cependant il peut être également centrifuge, lorsque les produits à résorber rencontreront plus tôt les tissus sains en cheminant dans ce sens. Dans ce dernier cas,

quelques frictions centripètes doivent toujours terminer
la séance du massage à frictions.

3° *Pétrissage.* — Cette manipulation consiste à pres-
surer, à comprimer, à écraser les tissus sur lesquels
on veut agir. Ici encore, comme précédemment, il est
difficile de donner une définition exacte et succincte,
mais la description fera facilement comprendre les différentes manœuvres du pétrissage.

On saisit à deux mains les parties qu'on veut pétrir,
et on leur imprime un mouvement d'oscillation portant,
tantôt sur un seul point, tantôt sur toute une partie du

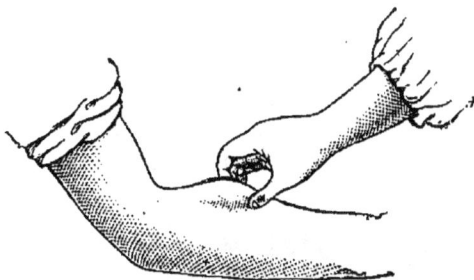

Fig. 9. — Pétrissage de quelques muscles de l'avant-bras.

corps. On comprend que cette manipulation n'est possible qu'à la condition de pouvoir bien embrasser dans
la main l'épaisseur des tissus pour les isoler des parties
voisines. Le pétrissage sera donc applicable surtout
aux masses musculaires des membres, de la nuque, des
lombes, etc. Le procédé le plus simple consiste à saisir
entre les doigts d'une seule main un muscle, par
exemple, ou un groupe de muscles, à l'écarter de sa
place, et à le laisser ensuite y revenir par son élasticité
naturelle ; pendant que le tiraillement s'exécute, les
doigts serrent vigoureusement les tissus, exercent sur
eux une sorte de malaxation analogue au procédé
employé pour rendre une pâte homogène (fig. 9).

Quand il s'agit d'un groupe musculaire volumineux, on l'empoigne à deux mains et on le comprime dans tous les sens, *comme si on voulait exprimer une éponge qui s'imbiberait sans cesse* (fig. 10).

Tout en pressurant les muscles, on peut leur imprimer un mouvement de rotation autour de l'axe du membre ; on ajoute ainsi à l'action de la pression celle de la

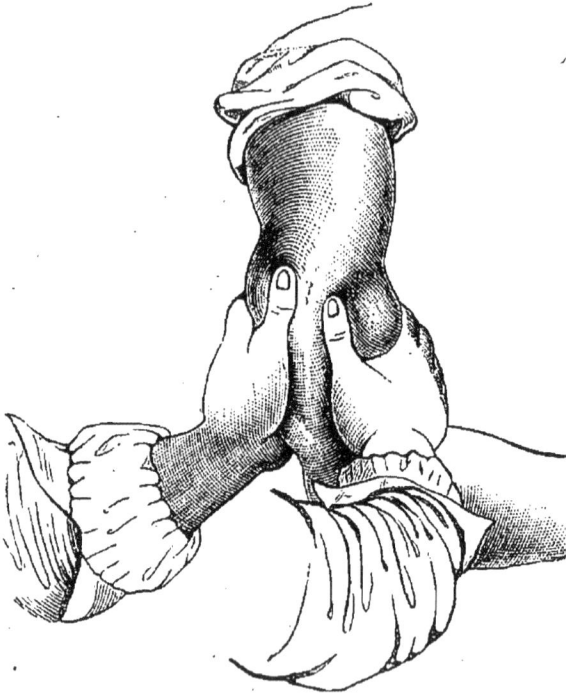

Fig. 10. — Pétrissage complet du bras.

torsion et du tiraillement, qui sont le complément indispensable d'un pétrissage complet.

Un autre procédé de pétrissage, qui, bien que moins efficace, peut néanmoins être utile dans certains cas, consiste à rouler entre les paumes des mains les muscles ; pour cela les mains placées parallèlement, ou perpendiculairement à l'axe et sur deux faces opposées du membre, sont animées d'un mouvement très rapide de va-et-vient, comme lorsque l'on se frotte les mains pour les réchauffer (fig. 11). Ici, la pression n'agit que secondairement ; les résultats produits sont dus surtout aux tiraillements et aux torsions rapides et répétées des muscles, nerfs, aponévroses, etc..., produits par le mouvement de rotation.

Quand le pétrissage doit porter sur un point limité et

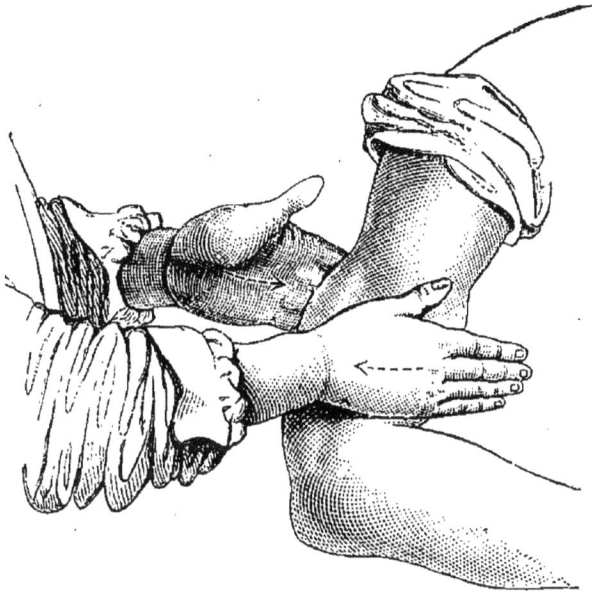

Fig. 11. — Pétrissage faible du bras.

en même temps peu profond, par exemple un kyste tendineux du poignet, on emploie l'extrémité des deux pouces opposés l'un à l'autre, après avoir eu la précaution de bien raser les ongles. Le tendon est serré, comprimé, pétri entre ces deux doigts agissant alors comme les deux mains dans les cas précédents (fig. 12).

4° *Tapotement.* — Cette manipulation, que son nom seul suffit à définir, se pratique avec la face palmaire de la main (claquement), avec son bord cubital (ha-

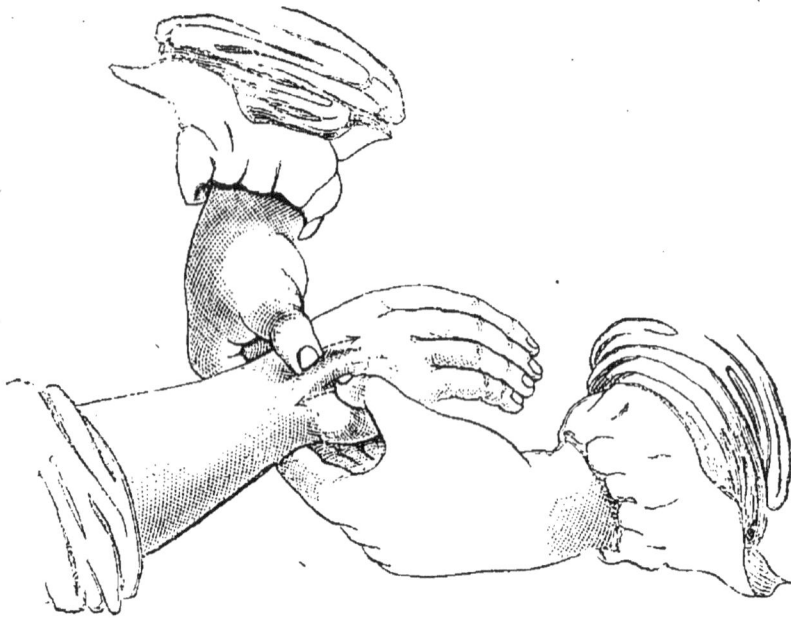

Fig. 12. — Pétrissage avec les deux pouces d'un kyste tendineux
du poignet.

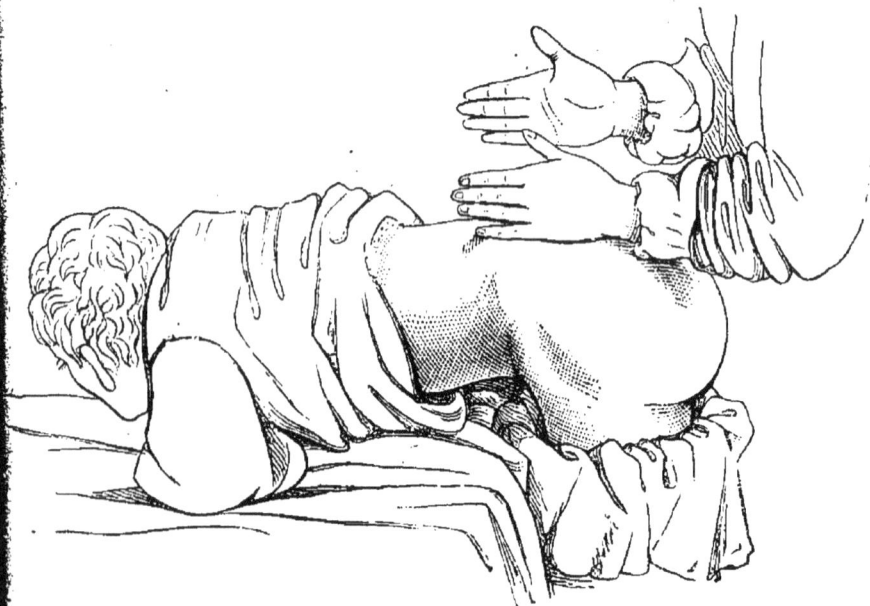

Fig. 13. — Tapotement (hachure des muscles dans le lumbago).

Le Massage.   3

chure) avec un seul doigt ou plusieurs doigts accolés,
avec le poing, avec les surfaces dorsales des deux dernières phalanges. De tous ces procédés nous n'employons
que la hachure (fig. 13), et le tapotement avec la face dorsale des deux dernières phalanges (fig. 14). Les autres
moyens nous semblent avantageusement remplacés par
divers instruments : le claquement par le percuteur de
Klemm, le tapotement avec le poing par le battoir élas-

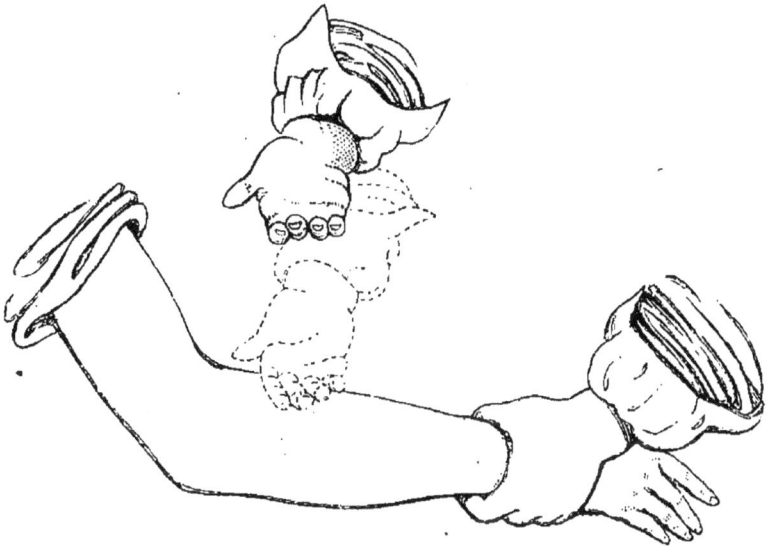

Fig. 14. — Tapotement avec la face dorsale des phalanges dans
la paralysie des muscles de l'avant-bras.

tique, le tapotement avec le bout des doigts (pointille-
ment, vibrations ponctuées, etc.) par le marteau de Bennet ou le tapoteur de Granville. Seuls, la hachure et le
tapotement avec la face dorsale des deux dernières
phalanges ne peuvent être exécutés que par la main.

Il n'est pas nécessaire de déployer beaucoup de force;
les mouvements doivent se passer exclusivement dans
l'articulation du poignet, ils doivent être très souples;
en un mot, le mouvement du masseur qui tapote est

celui du médecin qui percute, avec cette différence que dans le premier cas les mouvements doivent être beaucoup plus rapides.

§ 2. — Massage du cou.

En 1879 le docteur Gerst, médecin militaire, a publié à Wurzbourg un traité du massage, dans lequel il appelle, pour la première fois, l'attention sur le massage du cou. Sa méthode, à notre avis, n'est pas encore appréciée à sa juste valeur; malgré l'opposition qu'elle a rencontrée, nous pensons qu'elle est appelée à jouer un rôle important dans la thérapeutique des maladies qui relèvent de la circulation carotidienne.

Partant de ce principe que, dans toute inflammation traumatique, le massage a toujours fait disparaître l'hypérémie, le gonflement et la douleur, Gerst a cherché à obtenir des résultats semblables dans d'autres affections, accompagnées d'hypérémie, dues à d'autres causes qu'au traumatisme. Pour atteindre ce but, cet auteur a employé le massage indirect dont nous avons parlé plus haut sous le nom de massage préparatoire. Or, il n'existe pas de région qui se prête mieux que le cou, par la situation superficielle de ses vaisseaux sanguins et lymphatiques, à l'action du massage.

Nous empruntons à Gerst la description qui va suivre de sa méthode.

« Le patient, la poitrine découverte, la tête renversée en arrière, les épaules tombantes, est placé debout en face du masseur. Cette position, outre qu'elle est la moins fatigante pour l'opérateur, a l'avantage d'allonger le cou, et par suite d'augmenter le champ d'action. On engage le malade à garder l'immobilité, et à respirer naturellement. Cette dernière recommandation est très importante ; en effet, au début, le sujet porte toute son attention sur les manœuvres auxquelles il est soumis, et retient sa respiration ou ne respire que d'une façon incomplète et irrégulière. Il en résulte un ralentissement de la circulation veineuse qui contrarie l'action du massage. Ces précautions une fois prises, on commence les frictions, qui peuvent se décomposer en trois temps :

1° Les deux mains, en supination, sont placées sur le cou à droite et à gauche, la face palmaire regardant en haut, le bord cubital appliqué seul sur la peau dans une position telle que le petit doigt et l'extrémité de l'annulaire correspondent à l'apophyse mastoïde, et l'éminence hypothénar au sillon situé sous la branche horizontale du maxillaire inférieur. On glisse alors de chaque côté le bord cubital des mains en avant et en bas sur la partie supérieure du cou.

2° Pendant ce mouvement la paume de chaque main fait un quart de tour sur son axe de telle sorte que son bord radial s'applique au point que le bord cubital vient de quitter. A ce moment toute la face palmaire est en contact avec le cou et sert aux frictions. Il faut éviter soigneusement la compression de la jugulaire avec le pouce et l'éminence thénar, ainsi que celle des cornes de l'os hyoïde qui provoque la douleur et les quintes de toux. Chaque main doit agir sur les côtés du larynx sans exercer aucune friction sur cet organe. On doit éviter également de comprimer avec les doigts les vaisseaux lymphatiques et sanguins situés sur les faces latérales du cou.

3° Arrivée à la clavicule, chaque main continue son mouvement de descente en exécutant un second quart de tour qui la met en pronation (fig. 15). Le bord radial est seul employé à la fin de ce temps.

Les mains sont ensuite replacées dans la position du début sans toucher le cou dans leur mouvement d'ascension, le massage devant toujours être centripète. Gerst laisse quelquefois le malade se masser lui-même de la façon suivante : « La tête légèrement rejetée en arrière, le cou est enduit d'un corps gras, puis une des deux mains, la droite par exemple, est

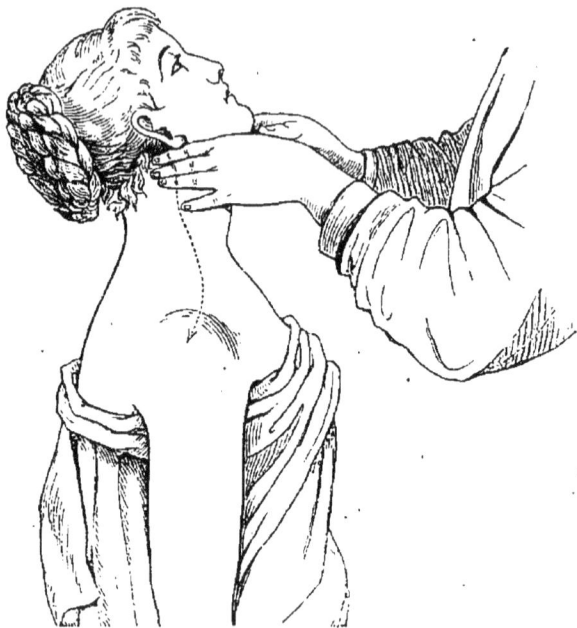

Fig. 15. — Massage du cou d'après Gerst.

placée à cheval sur la partie supérieure du cou, le pouce en demi-abduction sous la branche horizontale droite du maxillaire inférieur, les quatre doigts à gauche dans une position correspondante. La main est alors glissée assez rapidement jusqu'à la partie inférieure du cou en exerçant dans sa course une friction de moyenne force. Dans le trajet le pouce a été chargé de dégorger la jugulaire, les doigts de vider les vaisseaux superficiels. Au moment où la main droite va arriver au niveau des clavicules, la gauche prend la place qu'elle occupait au début, exécute le même mouvement et ainsi de suite, de façon à produire une succession ininterrompue et assez rapide dans les frictions de chaque main. On doit comme précé-demment éviter toute compres-sion sur l'os hyoïde et le larynx (fig. 16). »

Ce massage a l'inconvénient d'être très fatigant pour le ma-lade et de n'agir que sur une por-tion limitée du cou ; on ne peut guère l'employer que dans un nombre restreint de cas ; il est surtout utile comme complément des séances faites par le méde-cin.

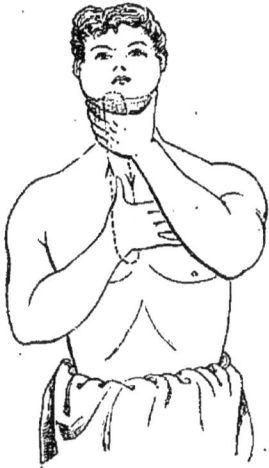

Fig. 16. — Massage du cou par le malade lui-même.

On doit à Weiss une autre mé-thode applicable surtout aux en-fants et aux sujets à peau fine et délicate. Lorsqu'il s'agit d'un enfant, un aide l'assied sur ses genoux en lui main-tenant la tête inclinée en arrière, le médecin placé vis-à-vis de l'enfant pose les doigts des deux mains à plat derrière la nuque, et avec ses pouces préalable-ment huilés il exécute sur les parties latérales et sur le devant du cou des frictions de haut en bas, d'abord douces et lentes depuis le maxillaire inférieur jusqu'aux clavicules, puis de plus en plus fortes et rapides en passant sur la jugulaire, sur tous les vaisseaux laté-raux et en ayant soin de respecter le larynx. Arrivés aux clavicules, les pouces sont soulevés et reportés à leur point de départ sous le maxillaire sans toucher le cou en remontant.

Hoëffinger opère différemment : il place son malade
sur une chaise élevée, la tête légèrement renversée, le
cou, la nuque, la partie supérieure du thorax dé-
pouillés de tout vêtement, puis se tenant debout derrière lui, il applique ses deux mains sous la mâchoire,
les pouces formant points d'appui sur la nuque. Les

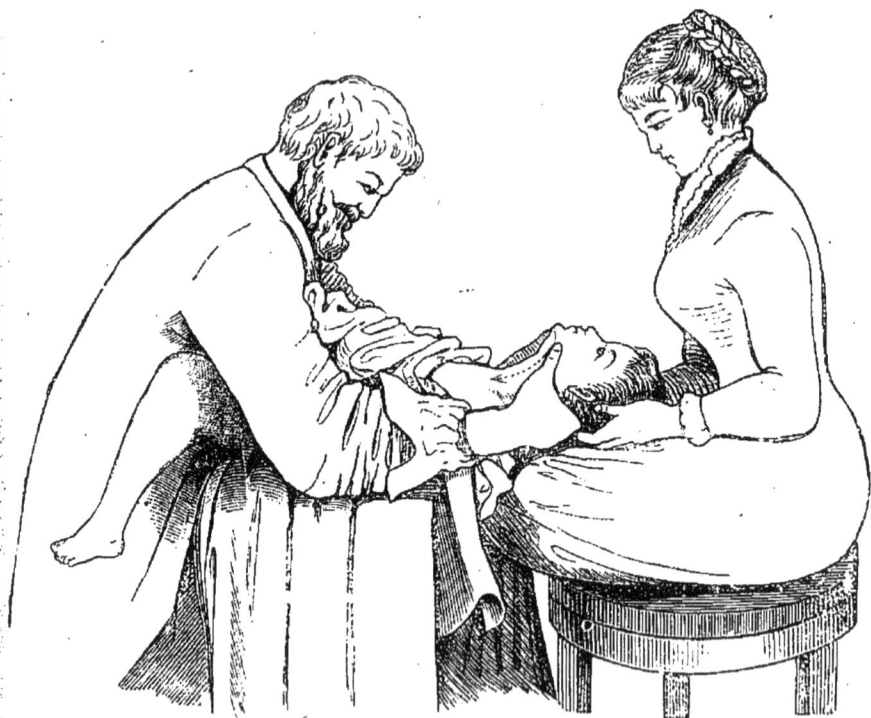

Fig. 17. — Massage du cou d'après Béla-Weiss.

frictions douces et régulières dirigées de haut en bas
et de dedans en dehors par rapport à l'axe du patient
se succèdent avec rapidité sans aucune pression ; tous
les mouvements souples et légers doivent se passer
dans les articulations du coude et de l'épaule (fig. 18).
Cette méthode, outre qu'elle permet d'éviter la compression du larynx, a l'avantage de n'être fatigante ni

pour le médecin ni pour le malade et de permettre à
ce dernier, qui n'a pas l'opérateur devant les yeux, de
respirer plus régulièrement.

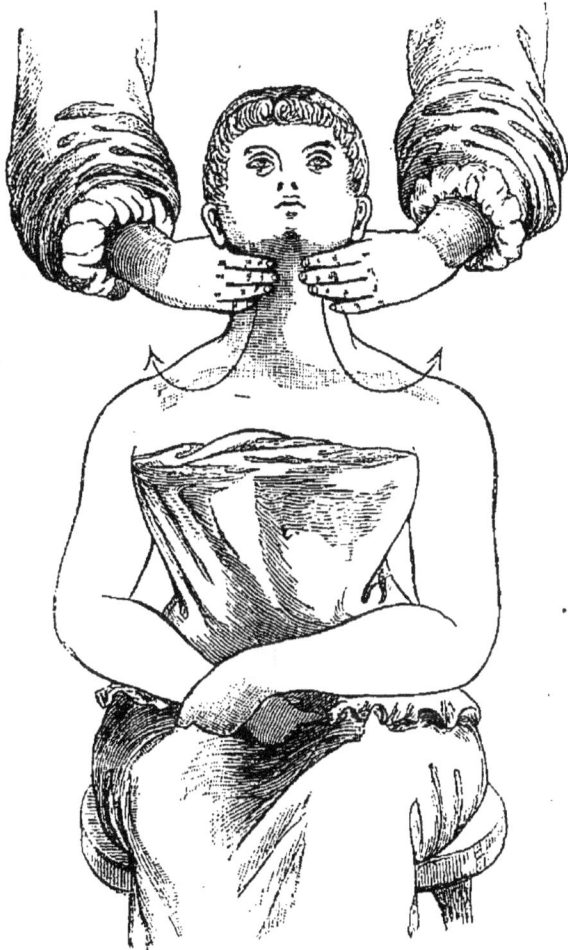

Fig. 18. — Massage du cou d'après Hoëffinger.

Quelle que soit celle des méthodes précédentes qu'on
emploie, il faut avant tout veiller à ce que le malade
fasse pendant la séance des inspirations profondes et
régulières, qui auront pour conséquence de seconder

puissamment le massage du cou en accélérant le cours du sang veineux.

Le massage unilatéral du cou, employé surtout dans les maladies de l'oreille, se pratique généralement de la manière suivante : le malade est placé debout ou assis devant le médecin qui exerce avec la paume de la

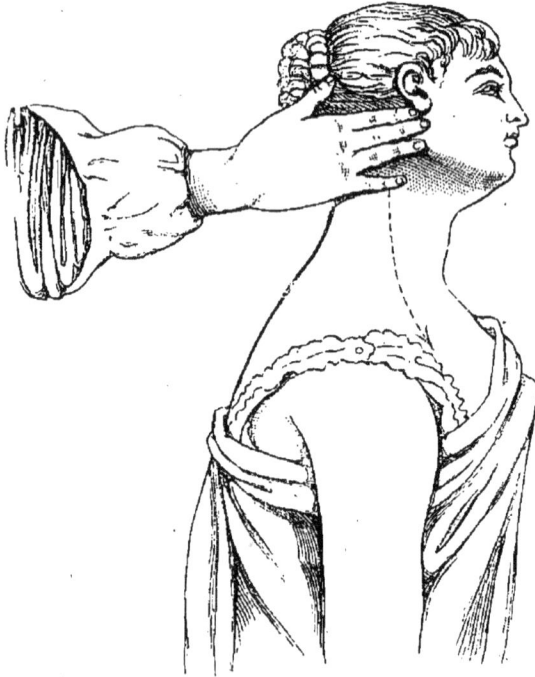

Fig. 19. — Massage unilatéral du cou.

main de vigoureuses passes, commençant au-dessus de l'apophyse mastoïde pour finir à l'épaule en passant par la région latérale du cou correspondante. Le malade doit pencher la tête du côté sain (fig. 19). On peut faire porter également l'effleurage au-devant de l'oreille et sur la joue. La plupart des ganglions sous-maxillaires engorgés peuvent dans la même séance être pétris entre les doigts s'ils sont superfi-

3.

ciels, ou écrasés entre le pouce et la colonne vertébrale lorsqu'on ne peut pas les saisir.

En résumé le massage du cou est des plus simples ; facile à exécuter, il constitue un moyen thérapeutique très actif. On ne doit confier au malade le soin de se masser lui-même qu'accidentellement. De tous les procédés, celui d'Hoëffinger nous semble mériter la préférence.

§ 3. — Massage de l'abdomen.

Le massage de l'abdomen est un remède populaire qu'on retrouve partout ; il est employé contre les mauvaises digestions, par les peuples sauvages comme dans les pays les plus civilisés. La méthode seule varie avec le degré de civilisation : ici on masse le ventre en le trépignant, là on déguise le massage sous des pommades diverses, mais le principe ne s'en retrouve pas moins le même partout.

Cette coutume fut introduite en thérapeutique et élevée au rang de méthode par P.-H. Ling, le créateur de la gymnastique médicale suédoise. Bien que le but de cet auteur s'écarte notablement de celui que nous cherchons à atteindre par le massage, et que ses procédés soient différents des nôtres, nous devons néanmoins reconnaître que c'est à lui que revient l'honneur d'avoir créé la méthode.

Ling cherchait surtout à fortifier les muscles abdominaux, tandis que par nos manipulations nous voulons hâter les mouvements péristaltiques de l'intestin : 1° mécaniquement, par les manœuvres elles-mêmes ; 2° par action réflexe, au même titre que les contractions de l'utérus provoquées par l'effleurage du ventre. Viendront ensuite, mais à titre accessoire, les mouvements actifs et passifs qui sont la base de la gymnastique suédoise.

Un médecin suédois, Kellgrenn (1), applique aux affections hépatiques aiguës et chroniqués un procédé qui lui est particulier. Il cherche, par des pressions et des tiraillements allant jusqu'à la douleur, à provoquer dans les filets nerveux des modifications moléculaires. Il masse les nerfs superficiels sur tout leur trajet : la douleur initiale fait rapidement place à une anesthésie partant du point massé pour se répandre jusqu'à l'extrémité périphérique du nerf. Kellgrenn a constaté, chez un certain nombre de malades atteints d'affections hépatiques, des points intercostaux, près du rachis, qui, dès qu'on les comprimait, provoquaient une douleur très aiguë dans toute la poitrine. Il explique ce fait par une sorte de paralysie rhumatismale des muscles intercostaux et du diaphragme accompagnant l'inflammation du foie. Son traitement a pour but de faire disparaitre l'hyperesthésie intercostale, et avec elle la dyspnée ainsi que les palpitations, et de régulariser par action mécanique les fonctions de la glande. Pour atteindre ce résultat, il suit avec les doigts le trajet des nerfs intercostaux à partir de leur sortie du canal rachidien ; lorsque le patient accuse un point douloureux, il s'y arrête, appuie d'abord avec douceur, puis augmente insensiblement la pression. Cette manipulation doit être d'ailleurs assez courte à cause de l'arrêt qu'elle provoque dans les mouvements respiratoires. Puis il engage le malade à faire saillir la partie antérieure du thorax, en accentuant la cambrure vertébrale, bien que ce mouvement exagère les douleurs. Sous l'influence de ces manœuvres, l'hyperesthésie

(1) Voir Glatter, Bibliographie.

s'efface graduellement. Enfin il fait respirer fortement
le sujet, et recommande, autant que possible, la respiration abdominale. Lorsque l'afflux du sang dans les
poumons rend cette respiration impossible, Kellgrenn
la provoque artificiellement de la façon suivante : le
malade est couché sur le dos, les cuisses fléchies sur
le ventre, les genoux écartés, le masseur placé à sa
droite pratique avec la main droite le massage de l'abdomen, pendant que la main gauche exerce sur la colonne vertébrale des pressions fortes et de courte
durée. Il obtient ainsi une compression momentanée
de la veine cave inférieure et par conséquent un afflux
moins rapide dans le cœur droit qui amène une dé-
charge dans la circulation pulmonaire. A ce moment,
Kellgrenn repousse, doucement d'abord, puis de plus
en plus fort, les intestins vers le diaphragme : ce massage pratiqué en cadence doit être accompagné d'inspirations forcées, au moment où la compression cesse.
Si, sous l'influence de tous ces moyens, les douleurs
persistent, on revient au massage des nerfs intercostaux pratiqué au début. La séance doit durer une
demi-heure et être répétée quatre fois dans les 24 heures. En règle générale, l'amélioration est rapide, et
en 4 ou 5 jours la guérison complète. De nombreuses
observations en font foi. Nous avons tenu à exposer
cette méthode parce qu'elle est rationnelle, et cependant elle a rencontré peu de partisans, si ce n'est en
Angleterre où elle est très en vogue.

On doit, à notre avis, bien se renseigner sur l'état
des valvules du cœur avant de pratiquer les manipulations qui précèdent. La moindre lésion cardiaque
pourrait provoquer un œdème pulmonaire rapidement
mortel, à la suite de l'accélération de la petite circulation.

La contraction des muscles de l'abdomen contrarie les effets du massage. Qu'elle soit volontaire ou réflexe, on l'évitera en relevant la partie supérieure du corps et en renversant les membres inférieurs sur l'abdomen. Une fois dans cette position, le patient doit faire des mouvements respiratoires complets et réguliers.

Laisné décrit le procédé suivant :

« On placera les mains de chaque côté de l'abdomen, puis on fera une double friction assez énergique, mais non violente, avec les deux mains, en les faisant agir en sens inverse, c'est-à-dire que, quelle que soit la promptitude de leurs mouvements, il y en aura toujours une qui descendra pendant que l'autre montera, de manière à appuyer un peu plus sur les éminences thénar et hypothénar, et sans aller plus haut que le côlon transverse et pas plus bas que l'ilion...... Lorsqu'on arrivera vers le cœcum, on suivra avec le gros de la main le côlon ascendant et le côlon transverse, puis enfin le côlon descendant, et on recommencera deux ou trois fois de suite cette même opération. »

Ce procédé de Laisné, séduisant en théorie, est difficilement applicable en pratique. Après avoir longtemps tenté de suivre les préceptes qui précèdent, nous avons dû y renoncer et nous créer une méthode qui nous est propre. Elle se compose de quatre manipulations différentes, qu'on peut selon les cas employer seules ou combinées. Pour provoquer une action réflexe sur l'intestin, la première et la seconde manœuvre doivent être utilisées, tandis qu'on doit avoir recours à la troisième et à la quatrième soit isolées, soit combinées ensemble ou avec la seconde, pour hâter mécaniquement le cours du contenu de l'intestin.

Première manipulation : Elle consiste en frictions circulaires autour de l'ombilic comme centre avec les trois doigts du milieu de la main droite. Le pouce posé latéralement sert de point d'appui. Les mouvements doivent se passer surtout dans les articulations des doigts avec la main (fig. 20). Pour augmenter l'énergie de cette manipulation, on peut agrandir le rayon des

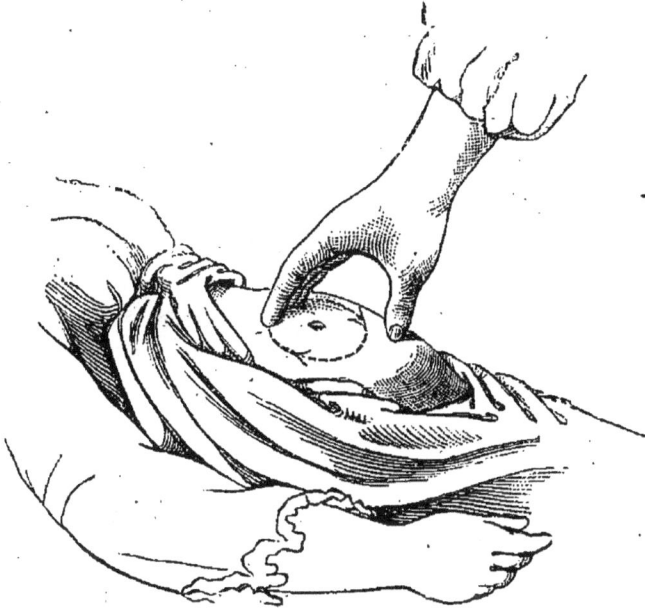

Fig. 20. — Massage de l'abdomen. Première manipulation.

cercles décrits et exercer avec les extrémités des doigts des pressions intermittentes.

Cette manipulation est très agaçante, elle est difficilement tolérée par les femmes et les personnes nerveuses.

Deuxième manipulation : Les doigts restent passifs, les mouvements circulaires sont décrits par la paume de la main, qui doit être en extension forcée de façon à former presque un angle droit avec l'avant-bras. La pression est faite uniquement par le talon de la main, les doigts suivent le mouvement sans appuyer (fig. 21).

Cette manipulation est toujours bien supportée alors même qu'on la pratique énergiquement. Elle opère sur l'intestin par action réflexe et mécanique.

Les deux dernières manœuvres ont un effet purement mécanique : elles s'appliquent donc principalement

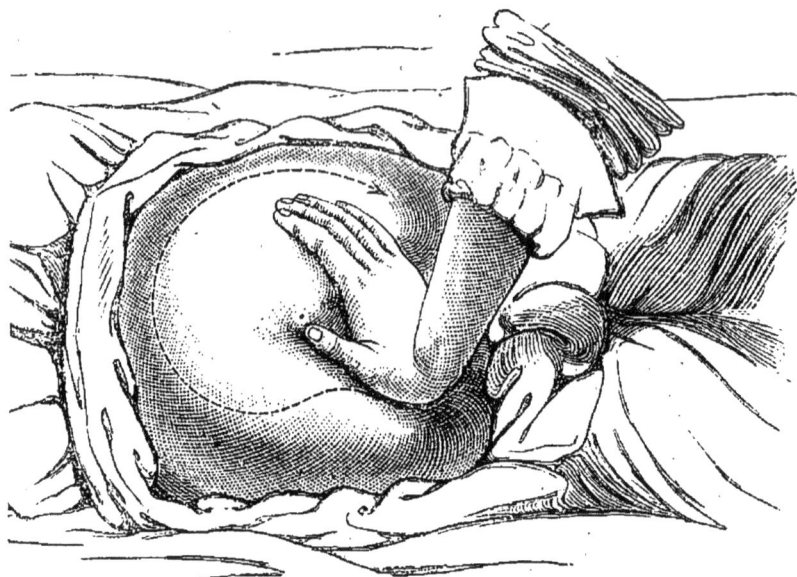

Fig. 21. — Massage de l'abdomen. Deuxième manipulation (vue de haut en bas).

aux portions de l'intestin où les matières fécales séjournent de préférence : le cœcum et l'S iliaque.

Troisième manipulation : La main droite est posée à plat sur la région inguinale droite, les doigts dirigés vers la cuisse : la main gauche appuie sur les premières phalanges de la droite. Les deux mains sont ainsi promenées sur le trajet du cœcum, de bas en haut et de dedans en dehors, et ramenées à leur point de départ en passant par l'ombilic, sans exercer

aucune pression pendant ce mouvement de retour.
Dans cette manipulation la main gauche sert à renforcer
les pressions et à plaquer les doigts de la main droite,
de façon que, tenus à plat le plus possible, ils puissent
agir par toute leur face palmaire (fig. 22).

Quatrième manipulation : Analogue à la précédente,
elle suit le trajet du côlon descendant et de l'S iliaque.

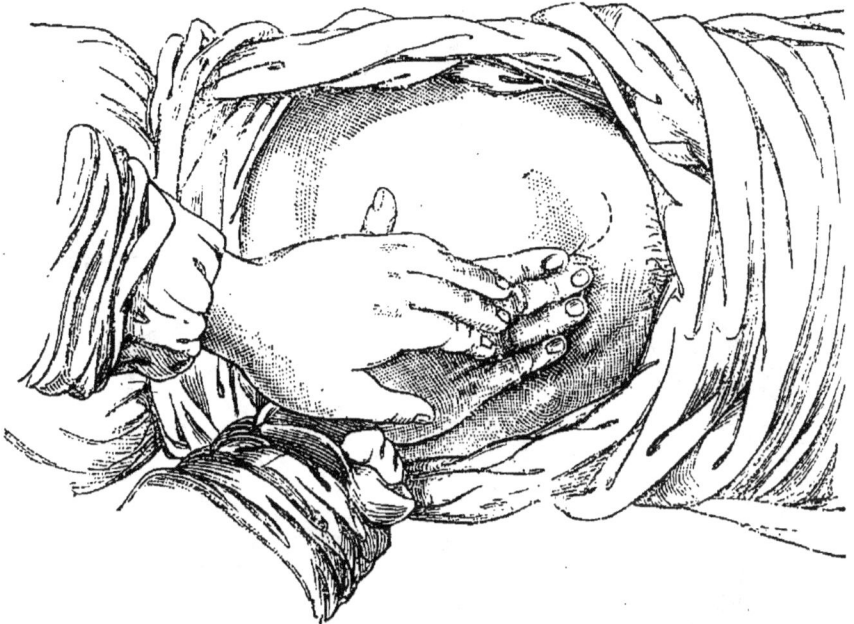

Fig. 22. — Massage de l'abdomen. Troisième manipulation
(vue de haut en bas).

Les doigts de la main droite sont dirigés en haut vers
la rate, et le mouvement exécuté de haut en bas et de
dehors en dedans.

En approchant du petit bassin, on doit chercher à y
pénétrer le plus profondément possible avec les
dernières phalanges. La figure 23 montre cette manipulation et la position que doivent prendre le malade
et le médecin dans le massage de l'abdomen.

Pour diminuer le plus possible les contractions des parois abdominales, il faut relever le haut du corps, faire fléchir les jambes sur les cuisses et les cuisses sur le bassin, en rapprochant les talons des fesses, et engager le patient à respirer largement.

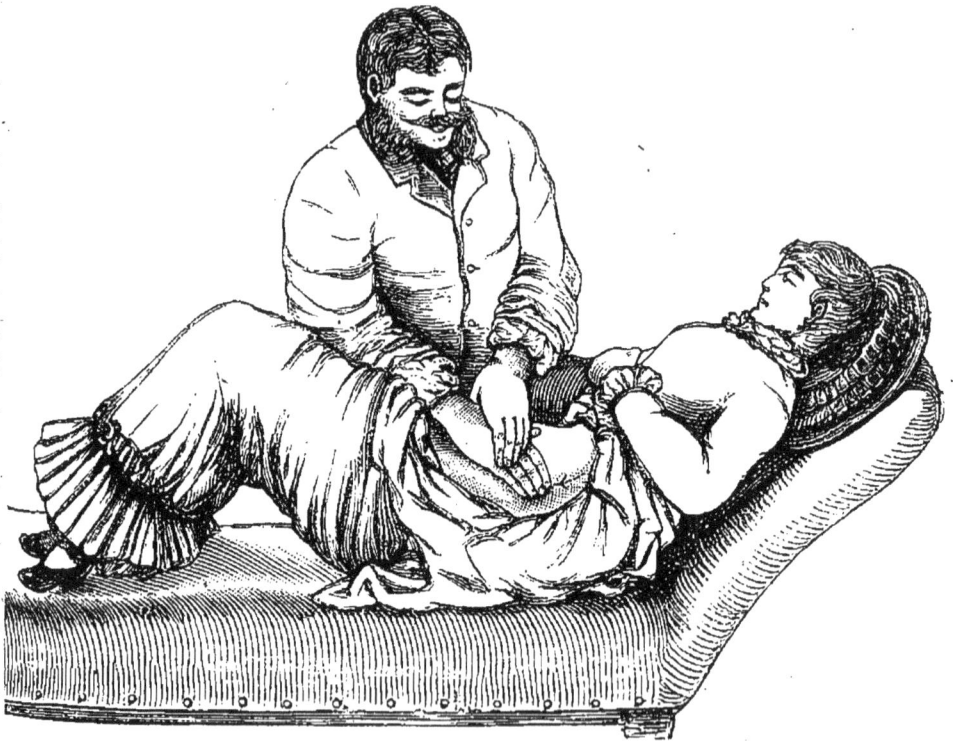

Fig. 23. — Massage de l'abdomen. Quatrième manipulation.

Le médecin se place *toujours à la droite* du malade, soit à genoux sur un tabouret (comme le montre la figure); soit assis sur un siège peu élevé.

Si le massage est fait au lit, le médecin se tient debout ; cette position lui permet de déployer plus de force en ajoutant le poids de son corps à la pression de ses mains. La figure montre également que le massage peut se pratiquer chez les femmes sans blesser la pudeur.

La seconde manipulation pour être bien faite réclame le concours d'un aide lorsque l'intestin est très paresseux, les muscles abdominaux faibles, la graisse abondante, etc... La figure 24 indique la position à prendre.

La méthode que nous venons de décrire est connue

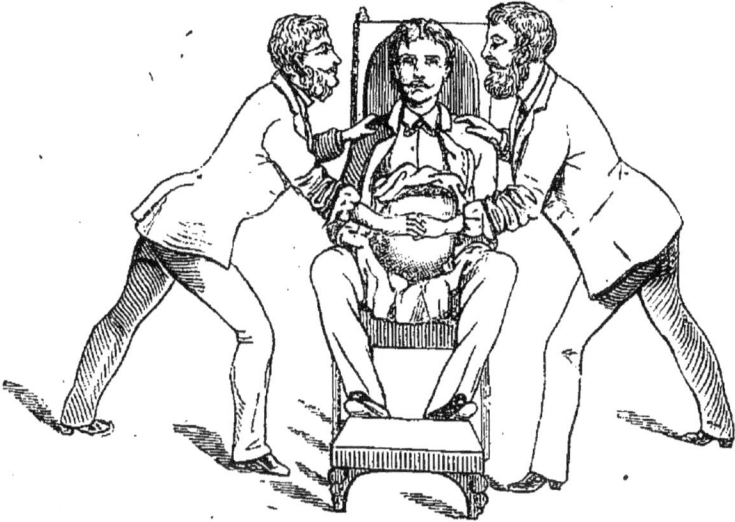

Fig. 24. — Deuxième manipulation renforcée.

des gymnastes suédois ; elle rend de grands services. J'y ajoute quelquefois le tapotement du ventre, qui doit être pratiqué avec prudence, et pendant peu de temps ; on sait que Goltz a prouvé par des expériences que le tapotement prolongé de l'abdomen relâche les muscles et les vaisseaux de l'intestin, tandis que, s'il est faible et de peu de durée, il provoque des contractions faciles à constater.

§ 4. — **Massage général.**

Le massage de tout le corps, tel qu'on l'emploie dans certaines maladies constitutionnelles, consiste en effleurage centripète de moyenne intensité pratiqué sur tout le corps et notamment sur les membres. Dans certains cas on peut y ajouter un léger pétrissage des muscles de la couche superficielle ; dans d'autres l'effleurage doit être précédé d'un tapotement général avec le tapoteur musculaire.

Nous ne pratiquons nous-même ce genre de massage que dans des cas exceptionnels, d'abord parce que les séances prennent beaucoup trop de temps, et ensuite parce qu'on peut sans inconvénient en confier le soin à des aides qu'il est très facile de dresser : Il ne s'agit en somme que d'activer la circulation du sang et de la lymphe, l'intervention du médecin serait donc au moins superflue.

Dans l'antiquité le massage général était une pratique d'hygiène universellement répandue. Aujourd'hui encore il fait partie du bain dit oriental (fig. 25), cet usage est sans contredit d'une grande importance au point de vue de l'hygiène dans les pays chauds où le climat porte les habitants à la paresse. Le massage combat dans une certaine mesure les résultats fâcheux d'un exercice insuffisant et de l'inaction du système musculaire.

Savary (1) et un grand nombre de voyageurs qui ont visité l'Orient dépeignent avec des couleurs qui nous paraissent souvent exagérées la sensation de bien-être inimaginable, et de réparation des forces

(1) Voir Phélippeaux, *loc. cit.*

qu'on ressent à la suite du bain combiné au massage.

Il ressort de tous leurs récits que les masseurs de
l'Orient exécutent leurs manœuvres avec une habileté
extraordinaire que peuvent seuls donner une habitude
de plusieurs années et les exercices spéciaux qui leur
servent d'études.

Chez nous, dans les établissements de bains les mieux

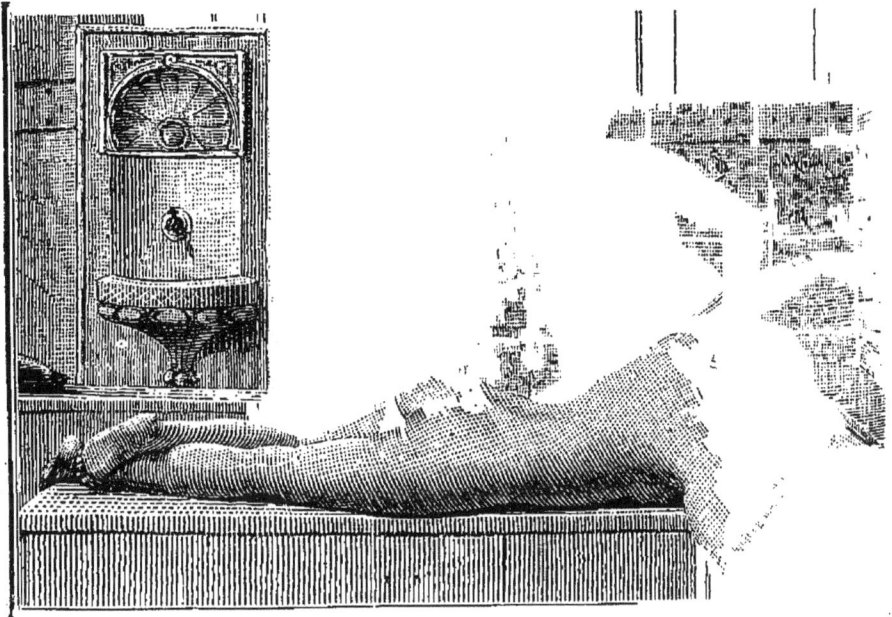

Fig. 25. — Massage général dans un bain oriental (d'après un
tableau de Debat-Ponsan).

dirigés, on pétrit, on frotte, on tapote à tout hasard et
sans méthode et on décore ces pratiques grossières du
nom pompeux de *massage oriental*. La plupart du
temps ces manipulations sont faites dans une direction
centrifuge, avec brutalité, et au lieu de produire une
sensation agréable deviennent agaçantes, souvent
même douloureuses. Des ecchymoses sous-cutanées en

sont le résultat le plus clair. Si les Européens qu ont
visité l'Orient ont été enthousiasmés du bain oriental où
le massage est exécuté par des esclaves, il est probable
qu'en revanche un musulman serait fort désagréable-
ment surpris s'il lui fallait subir la torture d'un bain
oriental dans un établissement de nos pays.

§ 5. — Massage avec des instruments. — Appareils spéciaux.

Les anciens se servaient d'un certain nombre d'instruments particuliers pour le massage. A Pergame, où
s'éleva plus tard le fameux temple d'Esculape, on
employait pour les frictions méthodiques du corps divers outils, entre autres la xystra dont nous avons déjà
parlé.

En Chine, au Japon, on emploie depuis des siècles
de petites baguettes spéciales pour diverses manœuvres du massage.

En Europe, le massage à l'aide d'instruments a été
pratiqué bien avant que les médecins connussent le
mot massage et sa signification. Qu'est-ce en effet que
la friction sèche avec une flanelle, un morceau de
toile, des brosses, etc., sinon du massage? Et la friction humide, n'est-elle pas elle aussi pratiquée depuis
des siècles? C'est encore un massage renforcé par l'action tonique du froid. Toutes les dilatations mécaniques à l'aide de sondes, de bougies pratiquées sur les
différents canaux de l'organisme sont également des
massages locaux à l'aide d'instruments.

Mais sans vouloir entrer dans tous ces détails qui
nous écarteraient de notre cadre, nous n'étudierons
ici que les instruments destinés à suppléer la main
du masseur. Ces instruments rendent certaines ma-

nipulations beaucoup moins pénibles pour le médecin et beaucoup plus efficaces pour le malade. Il existe aussi toute une catégorie d'appareils construits pour permettre au malade d'exécuter lui-même certaines manipulations ; d'autres qui associent au massage divers agents thérapeutiques, tels que l'électricité, etc.

Klemm a imaginé un instrument très simple et très pratique (fig. 26) destiné à permettre au malade de pratiquer lui-même un effleurage énergique du dos. Ce battoir dorsal très utile dans les cas de lumbago, de rhumatisme articulaire, de névralgie lombaire, etc., procure aux malades un soulagement tel que la plupart d'entre. eux se laissent entraîner à en abuser ; cet excès amène souvent des érosions de l'épiderme, et à la longue un affaiblissement de la sensibilité cutanée.

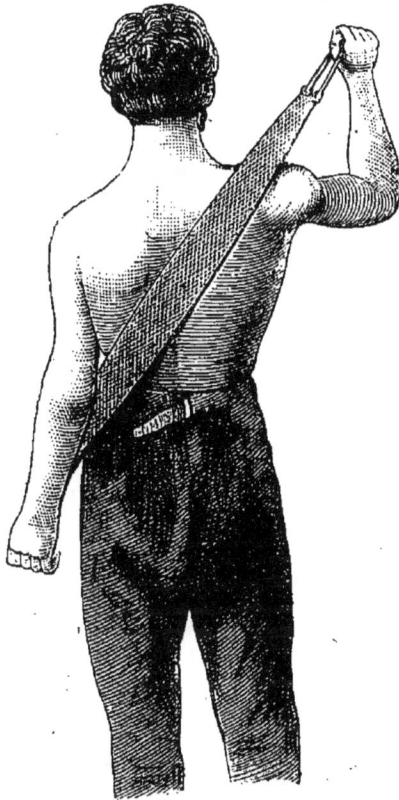

Fig. 26. — Battoir dorsal de Klemm.

. Pour pratiquer l'effleurage et l'électrisation simultanée, on a inventé divers appareils, tels que : le rouleau de Butler et le cylindre de Stein.

Le rouleau de Butler (fig. 27) se compose d'un cylindre métallique recouvert de cuir vernis *d, e,* d'un électro-aimant *c* et d'un aimant fixe *a, b,* aux pôles

duquel s'accomplit la rotation de l'électro-aimant *c*, et
dont l'arc *a* sert de poignée pour tenir l'appareil.
Placé sur la peau, le cylindre *d*, *e*, se met à tourner
lorsqu'on pousse le rouleau en avant : le rouage *f*
transmet le mouvement à l'électro-aimant *c*, dont

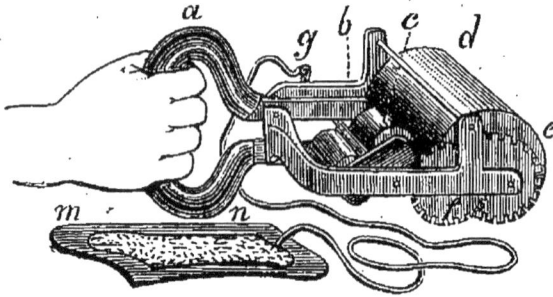

Fig. 27. — Rouleau de Butler.

la rotation en face des pôles de l'aimant *a b* donne
lieu à des courants électro-magnétiques qui sont
transmis au corps par le cylindre *d*, *e* d'une part, et
par l'électrode *m*, *n*, qu'on place dans un point quelconque, par exemple sous le siège du malade.

Stein a imaginé dans le même but son cylindre à

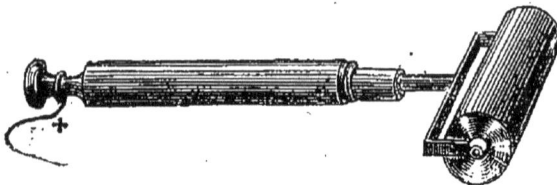

Fig. 28. — Cylindre de Stein.

masser. Cet appareil consiste en un cylindre de char-
bon de 3 centimètres de diamètre sur 10 centimètres
de hauteur, recouvert de cuir verni, qui communique
avec le pôle positif d'une pile, et qu'on fait rouler rapidement sur les points à effleurer (fig. 28).

Pour le pétrissage, Stein a fait construire un appareil d'induction (fig. 29) qui se compose de deux tubes creux, renfermant les piles et la bobine et servant en même temps d'électrodes par leur base qui peut recevoir, soit une large plaque, soit un rouleau analogue au précédent.

Il est hors de doute que l'électricité est un puissant adjuvant du massage, bien que ce dernier soit suffisant dans la majorité des cas, mais il n'est ni rationnel ni pratique de vouloir masser en électrisant ou électriser en massant. Peut-être certains médecins trouveront ce système commode et rapide : quant au malade, il en retirera rarement un grand profit.

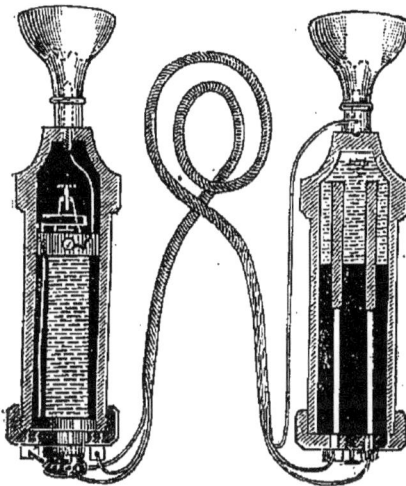

Fig. 29. — Electrodes de Stein.

Il est bien peu de cas où l'on ait avantage à remplacer la main par des instruments : la main douée d'un tact bien exercé est à la fois le meilleur et le plus simple des appareils ; c'est le seul qui s'adapte exactement aux parties sur lesquelles il opère ; le seul qui permette de se rendre compte de la force déployée. Au surplus, si comme masseur nous répudions ce mélange d'électricité et de massage, la plupart des électriciens de leur côté rejettent le procédé que nous venons de décrire et appliquent leurs courants avec leurs appareils ordinaires, après une séance préalable de massage pratiqué d'après les règles générales.

Le massage à frictions et le pétrissage ne peuvent guère être remplacés par l'action d'une machine quelconque, bien qu'on en ait fait partiellement l'expérience, comme nous le verrons plus loin.

Le tapotement est, à vrai dire, la seule manipulation qui puisse être exécutée avec avantage par des instruments. Nous savons que le tapotement est pratiqué avec la paume de la main, avec le bord cubital, avec le poing ou avec le bout des doigts. On a construit une série d'instruments destinés à remplacer chacune de ces manœuvres.

Le percuteur musculaire de Klemm correspond au tapotement avec la paume de la main ou son bord cu-

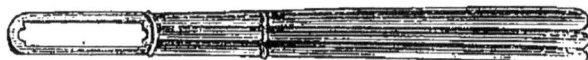

Fig. 30. — Percuteur musculaire de Klemm.

bital (fig. 30). Cet instrument se compose de trois tubes en caoutchouc vulcanisé, fermés en leur partie supérieure par une poignée. Klemm emploie des percuteurs de différentes grosseurs et de longueurs variées. Comme le caoutchouc gris est rugueux, peu élastique, on ne peut appliquer ce percuteur directement sur la peau. C'est là un inconvénient auquel nous avons cherché à parer par l'artifice suivant : on prend des tubes de caoutchouc anglais (rouge ou noir), on les coupe en parties égales de 20 à 30 centimètres, dans lesquelles on place une fine baleine de 15 centimètres de longueur, puis on attache les extrémités inférieures avec un large ruban qui sert de poignée; les tubes sont rapprochés et maintenus accolés à l'extrémité libre par quatre ou cinq petits rubans de caoutchouc. On voit qu'il est facile de constituer ainsi à bon marché un percuteur très élastique et peu irritant pour la peau.

Pour remplacer le tapotement avec le poing, Klemm a imaginé *son marteau* (fig. 31) appelé encore *petit poing*, sorte d'instrument en caoutchouc affectant la forme du poing.

Cet instrument est très utile dans les cas où des saillies osseuses voisines de la peau rendent l'usage du poing douloureux. Le marteau s'adapte exactement à toutes les saillies et agit beaucoup plus énergiquement que le percuteur musculaire.

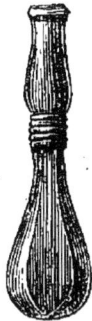

Fig. 31. — Marteau de Klemm.

Le tapotement avec les doigts peut être remplacé par divers instruments dont le plus simple est le *percuteur de Bennet*. On peut avec ce marteau frapper directement sur la peau ou sur une mince feuille d'ivoire jouant le rôle de protecteur.

Nous avons vu au chapitre de la physiologie que l'action du tapotement varie avec la durée et l'intensité des coups frappés. Aussi a-t-on créé divers instruments pour régler avec une précision mathématique la force, le nombre et la rapidité des chocs successifs. Plusieurs d'entre eux sont extrèmement pratiques, ils remplissent les indications que nous venons de mentionner et permettent au médecin d'exécuter sans fatigue une manœuvre par elle-même assez pénible.

Le docteur Granville a imaginé un *percuteur mu par un mouvement d'horlogerie* qui a l'avantage d'être facilement transportable, mais qui ne donne que des coups faibles et a souvent besoin d'être remonté.

Le même auteur a fait construire un *percuteur mu*

par l'électricité (1) qui donne une grande régularité dans l'intensité et la vitesse des chocs.

Cet instrument est accompagné d'une série de marteaux et de brosses de formes variées, répondant aux diverses indications et pouvant s'appliquer à toutes les parties du corps (fig. 34). Granville emploie son instrument de diverses manières qu'on trouvera détaillées dans son travail que nous avons cité plus haut. C'est surtout dans les névralgies que ce percuteur est appelé

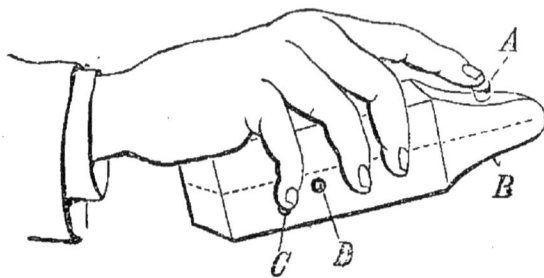

Fig. 32. — Percuteur de Granville. — A, bouton pour régler la durée, l'intensité, la vitesse des coups. — B, marteau tapoteur en ivoire. — C, bouton pour la mise en marche. — D, bouton servant à remonter l'appareil.

à rendre des services. La figure 35 montre l'instrument employé dans un cas de névralgie faciale.

Pour favoriser la résorption d'exsudats anciens, on peut employer la brosse dure (fig. 36) afin de provoquer une poussée congestive ; mais il faut, dans ce cas, terminer la séance par un effleurage prolongé afin d'éviter que la fluxion ne devienne trop intense et n'aille jusqu'à l'inflammation.

Lorsque la peau est très sensible Granville fait plonger l'extrémité malade dans un bain, puis il arme le percuteur du grand disque n° 2 (fig. 34) et le fait fonc-

(1) Tous ces instruments se trouvent chez John Weiss and Son. *Londres, 62 strand.*

tionner à quelques centimètres de distance de la peau. La couche d'eau interposée sert ainsi à produire par

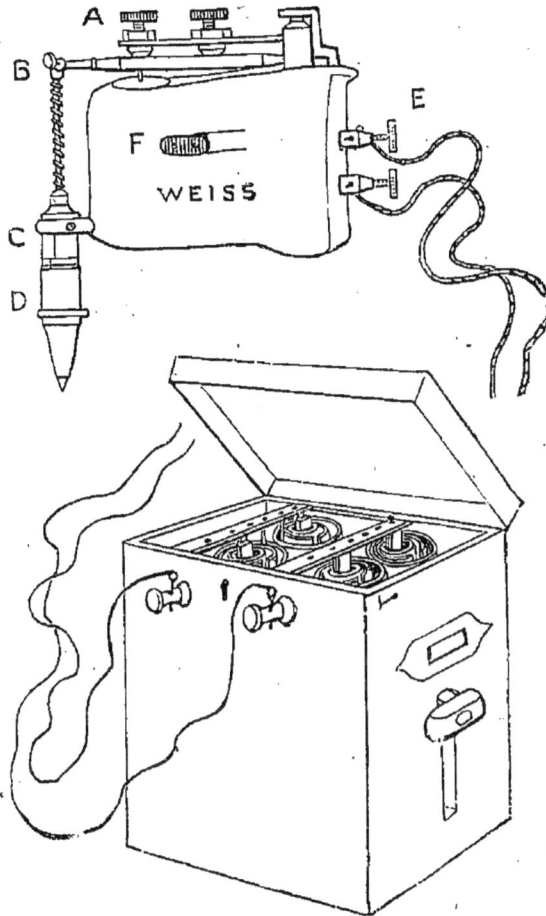

Fig. 33. — Percuteur électrique de Granville. — A, vis pour établir le courant et régler la vitesse du tapotement. — B, vis pour fixer le marteau, la brosse, etc. — C, cylindre en laiton par lequel passe la tige du marteau. — D, cylindre pouvant servir à régler la force de la percussion. — E, vis pour les fils conducteurs. — F, bouton sur lequel on presse avec le doigt pour mettre l'appareil en marche.

ses ondulations le massage le plus doux (fig. 37). C'est là une sorte de massage homéopathique, à classer au

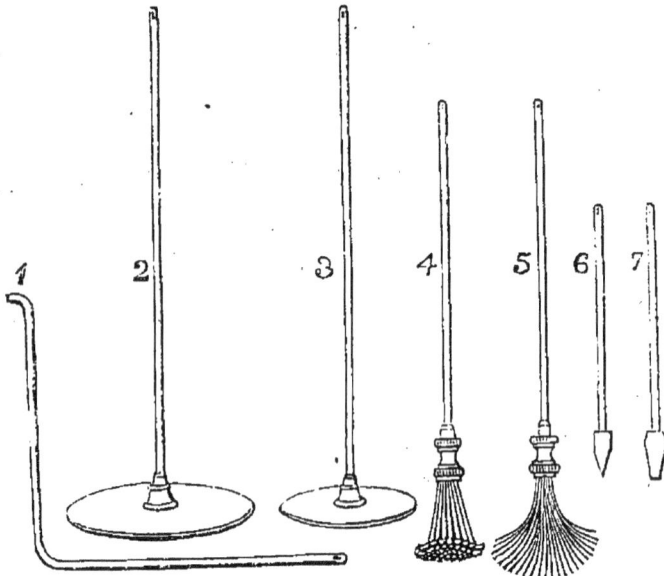

Fig. 34. — 1, marteau recourbé. — 2, large disque pour l'emploi dans l'eau. — 3, petit disque. — 4, brosse dure. — 5, brosse douce. — 6, marteau pointu. — 7, marteau à tête plate.

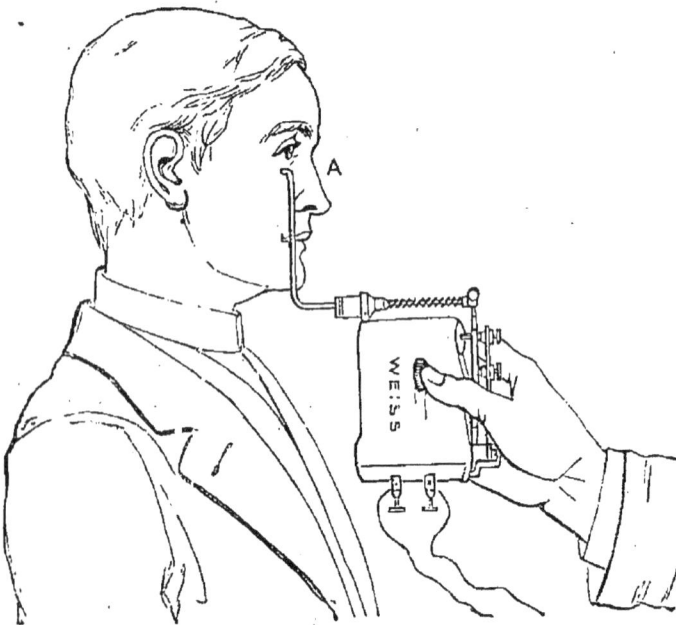

Fig. 35. — Emploi du percuteur électrique dans la névralgie faciale.

même rang que la médecine et l'électricité homéopathiques. Les résultats sont obtenus à doses infinitésimales. Nous en avons terminé avec la série des instruments destinés à suppléer la main ou à la remplacer ; *on peut se passer de tout cet arsenal*, qui cependant renferme plusieurs appareils assez utiles.

Un travail de Zabludowsky (1) nous montre combien

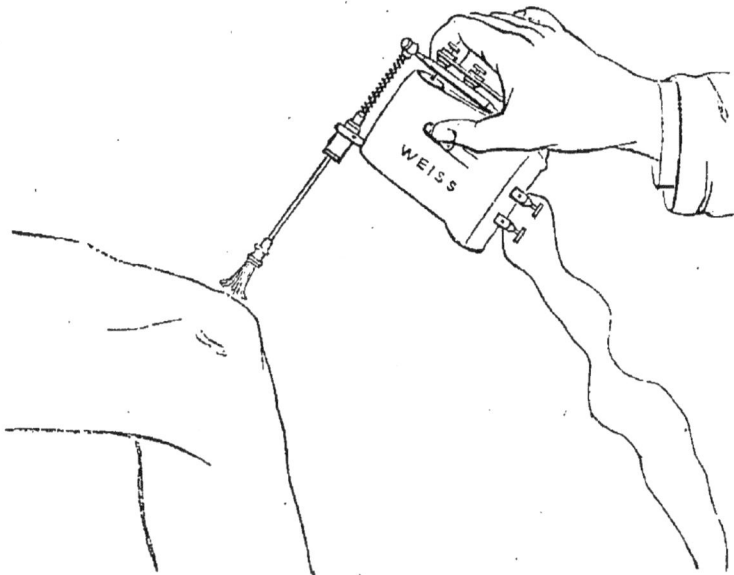

Fig. 36. — Emploi du percuteur électrique dans les affections du genou.

le massage s'est déjà écarté de son but. A Stockholm, à Londres, à Saint-Pétersbourg, il existe des établissements dans lesquels on fait un véritable massage industriel. Il y a là des mécanismes fort ingénieux communiquant avec des machines à vapeur de la force de plusieurs chevaux, chargées de les mettre en mouvement. Tel rouage tapote, tel autre effleure ; celui-ci pétrit, celui-là exécute les mouvements passifs et cætera.

(1) Zabludowsky, *Die Bedeutung der Massage fur die chirurgic*. Berlin, 1883.

C'est le triomphe de la vapeur! Plus de médecins, rien que des engrenages et des roues motrices!

Les machines se divisent en deux classes selon que le patient doit rester passif ou opposer une résistance à leur action. La première classe comprend les machines mises en mouvement par la vapeur; les appareils de la seconde fonctionnent au moyen de poids. Au surplus les unes et les autres ont pour principe les lois du levier.

Les machines destinées aux mouvements doubles

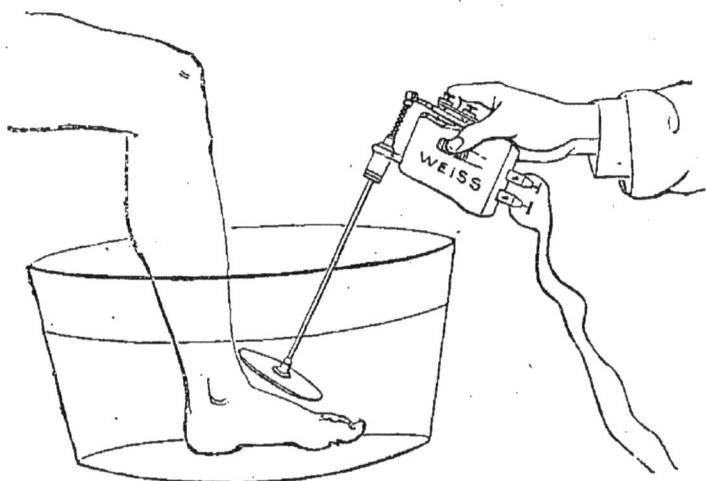

Fig. 37. — Application du percuteur électrique dans un bain local.

sont des plus simples : la force de résistance y est déterminée par des poids gradués de 1 à 20 kilogrammes. Le malade compte lui-même les mouvements jusqu'au nombre prescrit par le médecin.

Les machines de la première catégorie sont d'un mécanisme très compliqué, elles sont mises en mouvement par une locomobile qui communique par des courroies sans fin avec des roues dentées de diverses grandeurs; il suffit de déplacer la courroie pour arrêter les rouages.

Le nombre des dents de roue règle les mouvements faits en un temps donné qui est lui-même mesuré par un sablier fixé à chaque machine. Autant de manipulations différentes, autant de mécanismes distincts désignés par une lettre de l'alphabet; exemple : la pièce pour le pétrissage et la friction porte la lettre P (passif). De plus on désigne par la première lettre de leur nom les parties du corps sur lesquelles doit porter la manipulation; exemples : C pour le corps (en allemand C, *Corpus*), B pour les bras (en allemand A, *Arm*), J pour la jambe (en allemand B, *Bein*) et ainsi de suite. Enfin on a divisé les muscles en seize groupes, numérotés de 1 à 16. Toutes ces divisions ont pour but de simplifier l'ordonnance du médecin que le malade doit remettre à l'aide préposé au fonctionnement des machines : une lettre C, B, J, etc... indique le point sur lequel il faut agir ; un chiffre 1, 2, 3.... 16 le groupe de muscles ; les mots supination, pronation, la variété du mouvement; enfin les chiffres romains I, II... X, XV jusqu'à XX, la résistance en kilogrammes. Les lettres inscrites sur les appareils sont reproduites sur l'ordonnance pour indiquer la variété de manipulation prescrite, P pour le pétrissage, etc. ; on note également le nombre de vibrations à la minute pour le tapotement, pour la friction, etc...; un dernier chiffre indique la durée en minutes de la séance. Nous avons tenu à reproduire tous ces détails pour convaincre les lecteurs qui auraient pu nous soupçonner d'exagération. Au surplus ce charlatanisme éhonté se produit fatalement toutes les fois qu'une branche importante de la thérapeutique est abandonnée à des mains profanes. Le bien et le vrai sont immortels; c'est heureux, car dans le cas qui nous occupe la vapeur et les courroies de transmission les auraient infailliblement tués.

§ 6. — Généralités.

Une question importante sur laquelle les avis des masseurs sont partagés est la suivante : doit-on masser directement sur la peau, ou à travers certains vêtements appropriés, tels qu'un maillot de flanelle ? Le grand argument des auteurs qui préfèrent le maillot c'est, disent-ils, que ce dernier diminue notablement les douleurs du massage. Mais si l'on a soin de ne pas déployer en massant sur la peau une vigueur exagérée, on évitera les douleurs au patient et la fatigue au masseur. Il a été dit aussi que le maillot servait à préserver l'épiderme ; cette seconde raison nous paraît spécieuse : existe-t-il en effet un tissu quelconque qui possède l'élasticité, la souplesse et le poli de la main ? Or si cette dernière peut irriter ou excorier la peau (ce qui est toujours la faute de l'opérateur), qu'adviendra-t-il si, à force égale, c'est la flanelle qui frotte sur l'épiderme ? On peut s'en rendre compte en faisant l'expérience sur soi-même. On a prétendu enfin que le maillot sauvegardait la pudeur des femmes, comme si (excepté pour le massage de l'utérus) on ne pouvait masser une femme, même la plus prude, sans blesser sa susceptibilité. Pour notre part, nous n'avons jamais rencontré de semblables scrupules dans notre pratique. On n'a donc aucune bonne raison à invoquer en faveur du maillot qui, s'il n'est jamais utile, peut être souvent nuisible. Outre qu'il rend les manœuvres plus pénibles pour le médecin, il émousse chez ce dernier le sens du toucher et ne lui permet pas de distinguer toutes les petites anomalies qu'il eût pu sentir à travers la peau. Et puis comment calculer exactement la force à déployer lorsqu'il faut faire entrer en ligne de compte la résistance des vêtements ?

En résumé, rien ne saurait remplacer la chaleur, la douceur et l'élasticité de la peau d'une main saine. On ne doit faire à cet égard aucune concession et masser toujours sur la peau dépouillée de tout vêtement.

Quelle que soit la partie du corps sur laquelle on veut agir, il faut avoir soin de retirer les lacets, rubans, jarretières, etc... qui pourraient mettre obstacle à la circulation du sang et de la lymphe.

On masse avec la main, soit sèche, soit enduite d'huile, d'axonge ou de vaseline. Quand on veut produire une fluxion énergique du côté de la peau ou qu'on compte sur l'action réflexe, thermique, et électrique des manipulations, on opère avec la main non graissée. Il en est de même pour le massage de certains organes tels que l'utérus et l'œil, où il est nécessaire de pouvoir saisir la peau entre les doigts. Le pétrissage et le tapotement se font aussi, en général, à sec. Si au contraire le traitement doit durer un certain temps ou se pratiquer sur une étendue assez considérable du corps, les mains du masseur et la partie à masser doivent être enduites d'un corps gras; il en est de même si l'on veut produire surtout une action mécanique. La vaseline est le meilleur enduit. Elle a la consistance voulue, elle est sans odeur, elle ne rancit pas et les taches qu'on pourrait faire sur les vêtements sont faciles à enlever. On peut lui ajouter quelques gouttes de laudanum comme calmant chez les gens très sensibles. Ce petit subterfuge peut agir favorablement sur l'esprit des malades ; bien que nous ne nous servions jamais d'aucune pommade, nous pensons qu'on doit laisser leur croyance aux gens qui voient dans la vaseline un facteur du traitement.

Certains auteurs conseillent de raser soigneusement la peau des parties sur lesquelles on veut agir, d'autres prétendent au contraire que les poils ne gênent nullement : la vérité est entre ces deux opinions. Il y a des endroits, l'aisselle par exemple, où les poils sont un obstacle au massage ; chez certains sujets à peau sensible, les moindres tiraillements peuvent provoquer de la douleur et une inflammation du follicule pileux qui forcerait à suspendre le traitement. Ce sont là de petites complications qu'il est facile d'éviter en rasant les poils.

C'est une tâche difficile que celle d'établir des règles générales pour le massage ; nous allons cependant l'entreprendre dans la limite du possible ; si nous n'obtenons pas toute la précision désirable, nous tâcherons de compenser par quelques indications pratiques fort importantes le vague dans lequel nous aurons été maintenu par notre sujet lui-même.

Tout d'abord quelle doit être la durée des séances ? Pour répondre à cette question il faudrait faire entrer en ligne de compte la nature de la maladie, le nombre et l'étendue des parties à masser : d'une manière générale dix minutes suffisent pour le massage avec les mains graissées. Les séances de massage à sec ne doivent durer que de deux à cinq minutes.

Il n'est pas un masseur qui n'ait produit, à ses débuts, un certain nombre de petites ecchymoses. Ces taches bleues, loin d'être un signe favorable comme on l'a prétendu, sont le résultat de manœuvres trop violentes et le fait d'une main sans souplesse.

C'est qu'en effet la souplesse dans la main du masseur est aussi indispensable que dans celle du pianiste. Ici comme là, les uns la possèdent sans étude tandis que d'autres s'exercent depuis des années sans pouvoir l'acquérir. Tout médecin qui n'a pas la main agile et souple ne sera jamais qu'un mauvais masseur : en pareil cas le malade est bien placé pour juger la différence. Tandis que le massage, même violent, fait avec souplesse ne provoque que peu ou pas de douleur, une friction pratiquée par une main raide produit les sensations les plus désagréables et détermine inévitablement des extravasations sanguines. Il est certains cas de violence forcée où ces petites ecchymoses ne peuvent être évitées, aussi est-il bon d'en avertir d'avance le malade.

Il est bien évident que l'on ne saurait écraser des fongosités ou rompre des ankyloses sans provoquer quelque rupture vasculaire. Mais dans la majorité des cas, s'il y a ecchymose, c'est que la force déployée a été non seulement inutile, mais nuisible. C'est surtout dans les inflammations aiguës qu'il faut agir avec prudence et douceur sous peine de provoquer des douleurs inutiles et de retarder la guérison. *On ne saurait trop se défier de la force dans le massage.*

Malheureusement, par un préjugé sans fondement, le mot massage entraîne toujours à sa suite une idée de force. Le vulgaire se représente mal un masseur qui ne serait pas un hercule. Or ce n'est pas tant une force extraordinaire qu'une vigueur permettant des efforts moyens mais soutenus, qui constitue la qualité du masseur.

C'est surtout chez les sujets ayant dépassé la soixantaine que le masseur doit être prudent dans l'emploi de sa force. A cet âge la friabilité et le manque d'élasticité des tissus sont assez accentués ; les vaisseaux se déchirent facilement, nous ne saurions trop insister sur ce point pour éviter à nos confrères les déboires que nous avons eus à nos débuts. Une de nos premières malades était une femme d'une soixantaine d'années qui souffrait d'un violent lumbago. Dès le commencement de la première séance les douleurs cessèrent rapidement ; ce résultat favorable nous entraîna à des manipulations plus vigoureuses. A la fin de la séance les douleurs avaient disparu, les mouvements étaient plus libres ; nous quittâmes la malade convaincu d'avoir obtenu une guérison aussi subite que merveilleuse. Mais le lendemain, la patiente était au lit, la région lombaire tuméfiée et entièrement bleue. Ses douleurs étaient complètement revenues et même augmentées par celles que produisaient les ecchymoses. La malade attribuait ce résultat au traitement, ce en quoi elle avait parfaitement raison puisque c'est pour n'avoir pas tenu compte de l'âge et de la déchéance vitale du sujet que nous nous étions exposé à un insuccès.

La position dans laquelle doit être placée la partie du corps à masser n'est pas indifférente : elle doit être telle que la plupart des muscles soient relâchés pour ne pas opposer une résistance inutile aux manœuvres.

Lorsqu'on veut soumettre certains groupes musculaires à un massage spécial, il est utile, pour mieux les isoler, de les fixer par des anneaux en caoutchouc (fig. 38 et 39) après les avoir fait saillir par un mouvement actif ou passif approprié.

Wolf de Francfort (1) applique cette méthode au traitement des diverses crampes de la main et surtout de la crampe des écrivains.

Le malade et le médecin doivent adopter la position la moins fatigante pour chacun d'eux et en même temps celle qui s'oppose le moins au reflux du sang et de la lymphe ; l'élévation et la suspension du membre remplissent cette dernière indication. La figure 40 montre

(1) Dr Stein, *Le traitement de la crampe des écrivains. Berliner klin. Wochensch.*, 1882, n° 34. La priorité de cette méthode revient au Dr Schott de Nauheim.

la position que nous employons dans le traitement des arthrites du coude.

L'hydrothérapie sous toutes ses formes est un puissant adjuvant du massage ; bains chauds, d'eau thermale, de boue, sulfureux, bains de mer etc... Dans le bain chaud la peau se congestionne, devient plus molle et plus souple ; les vaisseaux lymphatiques, se dilatent :

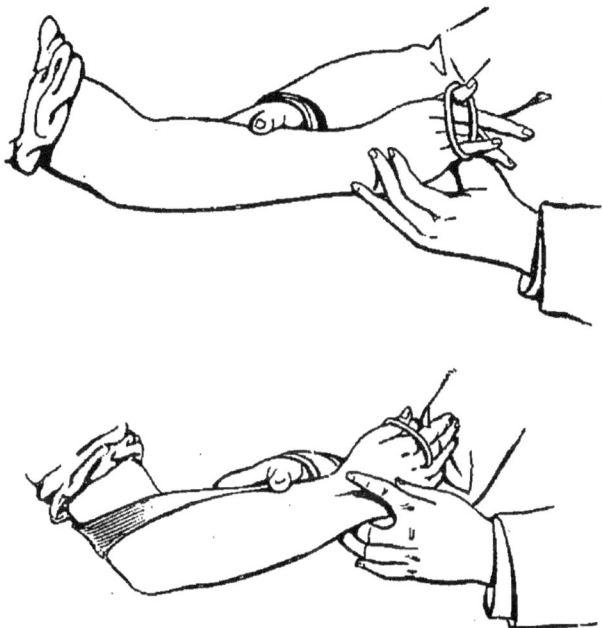

Fig. 38 et 39. — Fixation de quelques groupes musculaires pour faciliter le massage.

toutes conditions favorables pour faire un massage efficace. Aussi les anciens, et de nos jours encore les Orientaux ont-ils raison de se faire frictionner et pétrir au sortir du bain.

Pour le massage de tout le corps ou d'une partie très étendue, nous ordonnons un grand bain avant la séance. Un bain local suffit pour la main ou le pied.

Dans les établissememts spéciaux qui possèdent tout

l'aménagement désirable, on peut administrer des bains de vapeur ou des douches chaudes qui facilitent puissamment l'action du massage. Tous les auteurs, entres autre Weissenberg, Delhaes, Samuely, Aigner et Ziemssen, s'accordent à reconnaître que cette combinaison donne d'excellents résultats dans les stations d'eaux thermales salines.

Ziemssen conseille même de masser dans le bain lui-même ; il prétend qu'on arrive ainsi à éviter toute douleur et à vaincre facilement les contractions musculaires qui s'opposent aux manipulations. Cette méthode utile, mais peu pratique, doit être réservée pour les cas exceptionnels.

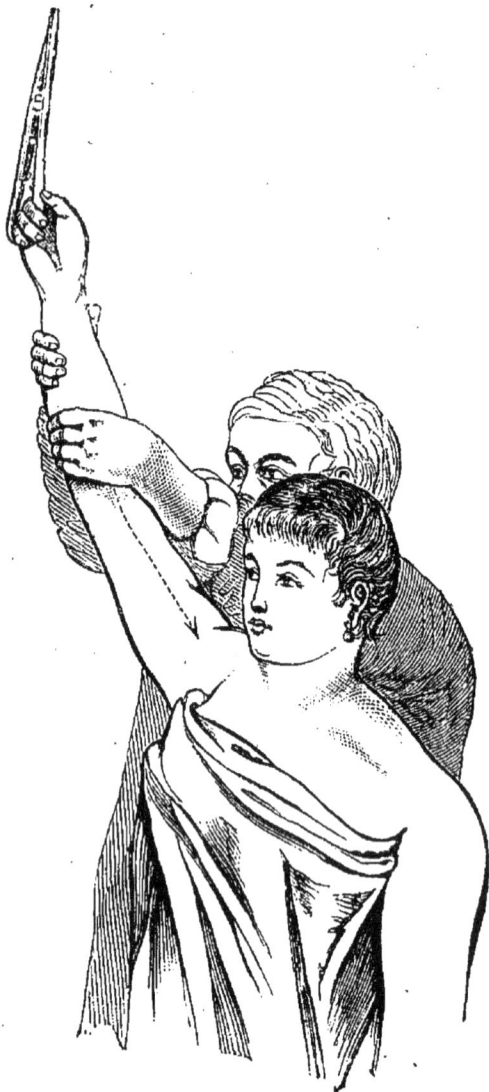

Fig. 40. — Suspension pendant le massage.

L'eau seule ne suffit pas toujours à guérir certains malades dans les stations thermales. C'est une vérité reconnue par les médecins les plus compétents des villes d'eau, que la combinaison des bains et du massage amène des guérisons bien plus rapides et surtout bien plus complètes que les bains employés seuls.

Nous avons parlé dans un autre chapitre de l'association du massage et de l'électricité.

On peut combiner également le massage avec le traitement par l'eau froide, notamment l'enveloppement humide qui concourt au même but que les manipupulations, c'est-à-dire l'excitation des fonctions de la peau. D'une manière générale tous les traitements peuvent être associés au massage : Nous n'avons pas la prétention de présenter notre méthode comme une panacée universelle, ainsi qu'on l'a fait pour l'hydrothérapie par exemple : de semblables exagérations ont toujours compromis les meilleures causes. La massothérapie est simplement une ressource nouvelle dont s'est enrichie la thérapeuthique : le ciel la préserve des fanatiques qui voudraient en faire un remède à tous maux !

Tout masseur prudent doit prévenir son malade au début du traitement *de l'aggravation apparente* qui suit *inévitablement* les premières séances. En effet, dans la plupart des cas chirurgicaux et surtout dans les arthrites chroniques, les douleurs, sensiblement diminuées par les manipulations, augmentent quelques heures après la séance ; les fonctions du membre semblent même diminuées ; l'augmentation de la fluxion, la rupture de petites adhérences, la production de petites ecchymoses, l'irritation des nerfs, expliquent facilement cette aggravation, qui n'est qu'apparente et qui n'a rien d'inquiétant. Il y a là cependant une pédiode difficile de huit à quinze jours qui exige une grande confiance de la part du malade et beaucoup de

fermeté et d'assurance de la part du médecin. Si ce
dernier n'a pas prédit d'avance ce qui se produit, il est
plus que probable que le malade effrayé abandonnera
le traitement au moment où il allait en retirer profit.

Samuely *loc. cit.*, exige du masseur les qualités
suivantes :

1° Le masseur doit être vigoureux, résistant et adroit.
Il doit avoir les mains douces, souples et garnies de
muscles puissants.

2° Il doit connaître exactement la physiologie de
chaque manipulation, pour pouvoir choisir en connaissance de cause celle qui lui permettra d'atteindre le plus
sûrement le but qu'il se propose.

3° Il doit connaître l'anatomie, savoir exactement le
trajet des nerfs, la place des muscles, des tendons ainsi
que les fonctions qu'ils ont à remplir; l'angiologie et
surtout l'arthrologie lui sont indispensables, il doit connaître également la physiologie des articulations.

4° Il doit pouvoir établir un diagnostic exact, en
déduire les indications ou les contre-indications du
massage et en particulier de telle ou telle manipulation. Il doit suivre exactement la marche du traitement,
en apprécier les résultats pour pouvoir le modifier, le
suspendre, ou l'associer à d'autres moyens si le besoin
s'en fait sentir.

Nous avons dit plus haut que la première qualité du
masseur n'est pas tant une force surhumaine qu'une
vigueur qui lui permette des efforts soutenus ; il est une
qualité peut-être plus importante, c'est la subtilité dans
le toucher. Le toucher est un sens que l'étude peut
perfectionner et que la plupart des médecins (à l'exception de quelques spécialistes comme les accoucheurs)
négligent généralement. Les aveugles nous fournissent
des exemples merveilleux de la finesse que peuvent

acquérir les doigts par une étude persévérante. Nous connaissons des masseurs très habiles qui arrivent à sentir les moindres changements anatomo-pathologiques qui échapperaient certainement à des doigts peu exercés.

Il en est du massage comme de toute manœuvre médicale ou chirurgicale : pour le connaître il faut l'avoir étudié. Podratzky prétend qu'on peut l'apprendre sans maître, ce qui est possible à la rigueur avec des études sérieuses pour les gens doués d'une grande adresse naturelle. La plupart des manipulations sont tellement simples qu'on peut les apprendre rapidement : à travail égal, le médecin possédant une instruction solide, une grande dextérité, un toucher subtil, obtiendra des résultats beaucoup plus complets qu'un masseur moins bien doué. Tout le monde n'a pas les qualités naturelles pour faire du massage de même que tout le monde n'est pas né pour faire un bon chirurgien, un bon accoucheur, etc... Néanmoins les conseils d'un maître expérimenté simplifient singulièrement la tâche : il est certains points de la méthode qu'il est presque impossible de comprendre sans les avoir vus appliquer dans une clinique ou par un masseur de profession, et qu'il suffit de voir employer une fois pour se les assimiler. Actuellement, en Autriche, le massage est enseigné et pratiqué dans la plupart des services de chirurgie et d'accouchement. Grâce à cet heureux patronage de l'école, le masseur empirique deviendra de plus en plus rare, et finira par disparaître complètement.

Au surplus le massage traverse la phase de dédain par laquelle ont passé toutes les nouvelles méthodes de traitement. Prenons l'hydrothérapie par exemple : nous pourrions citer tel haut personnage qui faisait traiter par des douches froides ses enfants atteints de la scarlatine, sous la direction médicale d'un ouvrier menuisier ; naguère encore les établissements les plus importants étaient confiés à d'anciens officiers en retraite, ou même à de vieux garçons de bain.

De tels faits, fréquents il y a à peine quinze ans, sont inconnus de nos jours, parce que le nombre des médecins sérieux s'occupant d'hydrothérapie répond au besoin du public. Eh bien, actuellement le massage est dans les conditions où se trouvait l'hydrothérapie à ses débuts : il répond à un besoin réel, si les médecins ne le pratiquent pas, les empiriques s'en chargeront. Étant donnée la hardiesse, compagne inséparable de l'ignorance, les charlatans employant à tort et à travers un remède énergique pourront devenir dangereux : leurs bévues seront mises sur le compte de la méthode au lieu d'être attribuées à l'ignorance de ceux qui l'auront appliquée. Et, chose plus regrettable, c'est qu'on a déjà vu des médecins, hostiles par parti pris au massage, invoquer de semblables échecs pour discréditer la massothérapie.

Pour faire un bon massage, des notions anatomiques et médicales précises, une connaissance exacte du manuel opératoire, sont aussi nécessaires que pour appliquer un pansement antiseptique : or, quel est le chirurgien consciencieux qui voudrait abandonner au premier venu le soin de poser cet appareil ? Cependant on peut, comme dans les services de chirurgie et de médecine, dresser des aides intelligents aux menus soins, sous le contrôle permanent du médecin. C'est ainsi que dans le massage général et même dans certains massages du ventre, nous confions l'opération, chez les femmes, à une masseuse que nous avons formée, et dont nous surveillons les manipulations.

Conclusion : le *médecin doit masser lui-même*. Ce n'est que dans certains cas très simples, qu'il peut faire exception à cette règle, après s'être assuré de l'habileté de la personne à qui il confie le massage : *il doit surveiller constamment le traitement*.

DEUXIÈME PARTIE

I

EMPLOI DU MASSAGE EN MÉDECINE

L'emploi direct du massage est souvent difficile en médecine. La situation profonde des organes laisse peu de prise à l'action mécanique; ce n'est qu'indirectement par la déplétion des vaisseaux, par son action réflexe, et par les phénomènes électriques qu'il provoque, que le massage peut avoir une influence favorable sur les maladies internes. Néanmoins il a été appliqué avec succès dans un certain nombre d'affections, que nous allons passer en revue.

Nous avons vu, plus haut, que le massage du cou, en accélérant le cours du sang dans les veines superficielles, agit très favorablement sur les hypérémies de la région carotidienne. Il opère à la manière d'une saignée, sans en avoir les dangers. Aussi trouve-t-il son application dans les congestions du cerveau et des méninges. Qu'il s'agisse d'un afflux sanguin trop considérable (congestion active), ou d'une stase du sang (congestion passive), le massage du cou diminue rapidement la pression vasculaire intracrânienne, au même titre que les drastiques, les enveloppements humides du tronc ou des extrémités, etc.

Le massage n'est applicable qu'au début, alors qu'on peut espérer enrayer la poussée aiguë, et que le cerveau, et les méninges ne sont le siège d'aucune lésion. La plupart des auteurs le défendent dans les maladies cérébrales.

Althans a vu en Angleterre des cas de sclérose latérale et disséminée, dans lesquels la lésion centrale a été considérablement aggravée par le massage (pratiqué par des empiriques).

Ce qui précède s'applique aux maladies mentales : dans la mélancolie au début, surtout si elle s'accompagne d'anesthésie, le massage général peut rendre des services. Binswanger, qui a fait des recherches à cet égard, a souvent observé des aggravations. Aussi ne doit-on pas avoir recours au massage dans les maladies chroniques de l'encéphale, sous peine d'encourir des échecs.

On devrait toujours essayer ce traitement dans les cas d'urgence, dans l'insolation par exemple. Les médecins militaires qui ont à traiter la plupart de ces cas, ont là un remède toujours prêt et d'une application facile.

Gerst (1) le préconise dans la commotion cérébrale, ainsi que dans les épanchements sanguins intracrâniens.

Cet auteur, dans un cas de néphrite compliquée de convulsions traitées sans succès par les méthodes ordinaires, a employé le massage. Les crises, après une séance de cinq minutes ont fait place à un sommeil réparateur. Trois crises ont pu être calmées par ce

(1) *Loc. cit.*

procédé dans la même journée. La quatrième séance dans la soirée n'a été suivie d'aucune autre crise. — Ces faits isolés ne permettent pas de tirer une conclusion, mais ils engagent à faire de nouvelles expériences.

D'après les recherches de Millis, Stoddard, Weiss (1), et Nonhebel (2), le massage fait rapidement disparaître les céphalées et la migraine. Chez les personnes d'un tempéramment sanguin, on peut attribuer la migraine à un afflux sanguin d'origine réflexe, ou à un trouble vaso-moteur, produisant l'élargissement d'une des branches de la carotide. Dans l'une comme dans l'autre hypothèse le massage du cou est rationnellement indiqué. Chez les sujets nerveux il est complètement inutile, et sera remplacé par le massage du cuir chevelu, du front et des tempes. On devra agir avec prudence, car ces frictions douces peuvent déterminer une sorte d'hypnotisme, qui soulage le malade, mais dont on ne peut prévoir les conséquences. Le massage *par pulpation* que Laisné (3) emploie dans ces cas a une action qui rappelle celle des hypnotisants. Aussi ne doit-on l'employer qu'avec circonspection. Des frictions fortes pratiquées sur les arcades sourcillières et le front, en ayant soin de faire fermer les yeux du patient, procurent dans la majorité des cas un soulagement, sans avoir les inconvénients que nous venons de signaler.

Parmi les maladies de la moelle et des méninges, il n'y a guère que le tabes où le massage puisse être employé avec profit. Schreiber l'a pratiqué sur un tabétique qui présentait une anesthésie très prononcée de la région fessière, datant de cinq mois. Le massage a fait disparaître ce symptôme en douze jours.

(1) *Loc. cit.*
(2) Dr Nonhebel, de Bruxelles, *communication verbale.*
(3) *Loc. cit.*

Granville se sert dans des cas analogues de son percuteur. On connaît l'application de cet instrument à la
démonstration de l'action réflexe des nerfs moteurs :
si on frappe avec le percuteur le nerf sciatique
poplité externe (1), quand par exemple le pied est
tellement maintenu fléchi sur la jambe, que la marche
est impossible (flexion dorsale), on verra cet excès
de contraction céder peu à peu, les mouvements rede-
venir volontaires et la marche assurée.

Il est hors de doute que certains symptômes de tabes
peuvent s'améliorer et même disparaître sous l'influence du massage ; mais les résultats sont trop peu
certains pour permettre de faire du massage un traitement scientifique de cette maladie. Au surplus, ce reproche peut tout aussi bien s'appliquer à la méthode
de l'élongation des nerfs, sur laquelle on avait fondé
de grandes espérances, et qui n'a pas fait avancer d'un
pas la thérapeutique de la myélite chronique postérieure.

Le massage donne de meilleurs résultats dans les
affections des nerfs périphériques, surtout dans les névralgies, quel qu'en soit le siège, pourvu qu'elles ne
soient pas d'origine centrale ou déterminées par la
compression d'un néoplasme.

C'est dans le traitement des névralgies sciatiques
qu'on obtient les meilleurs résultats, même dans les
cas les plus rebelles datant de plusieurs années et
qui ont résisté à tous les traitements.

Dans la sciatique rhumatismale, il suffit souvent

---

(1) Nervus peroneus. L'auteur a voulu désigner probablement
sous ce terme vague, les nerfs qui président aux mouvements
de flexion du pied sur la jambe. *Saphène péronier, branche cutanée péronière etc., branches collatérales du sciatique poplité
externe.* (*Note du traducteur.*)

d'un effleurage assez fort alternant avec des tapotements sur le trajet du nerf, pour amener une guérison
rapide.

Quand la névralgie est due à des lésions anatomo-
pathologiques du filet nerveux ou de sa gaine, à des
inflammations chroniques de voisinage, à des exsudats, etc... il est important de déterminer le siège de
la lésion, car ce n'est que par un massage local qu'on
peut soulager le malade, en amenant la résorption
des produits anormaux. On sait qu'un engorgement
pelvien peut être la cause d'une sciatique. Dans ce
cas, il faudra avoir recours au massage du bassin.
Winiwarter cite un fait de ce genre. La sciatique ac-
compagnait un phlegmon diffus périnéphrétique du
côté gauche. Le malade gardait le lit depuis des
années. Sous l'influence d'un massage de deux mois le
gonflement de la région lombaire disparut, et avec lui
les névralgies sciatiques.

Quand la cause est un engorgement situé dans un
endroit que le massage ne saurait atteindre, par
exemple le petit bassin, ce traitement est sans effet.
Beuster, à côté de quelques succès, rapporte un cas
de sciatique que le massage a plutôt aggravé, et qui
n'a cédé qu'aux eaux thermales de Teplitz. Rott-
man (1), n'a tiré du massage aucun effet, après l'avoir
pratiqué pendant quatre semaines, dans un cas de
sciatique datant de vingt ans, et contre lequel tous les
traitements avaient échoué. Cet échec n'a rien d'étonnant : le massage n'a pas la prétention d'opérer des
miracles.

En résumé dans le traitement de la sciatique, il peut
rivaliser avec les meilleurs remèdes, bien que dans

(1) *Verhandlung des Vereines für innere Medicin in Berlin,*
8 janvier 1883. *Deutsche medic. Wochenschrift,* nos 9 et 10, 1883.

une affection aussi rebelle il faille de vingt à quarante séances. D'ailleurs on a la facilité de combiner le massage avec les bains et l'électricité.

On aura facilement raison de toutes les autres névralgies rhumatismales, ainsi que des douleurs nerveuses des femmes anémiques.

Pour diminuer la surexcitation nerveuse et amener l'engourdissement, il faut avoir recours à des excitants violents : tapotement, pétrissage énergique, effleurage rapide sur tout le trajet du nerf.

On arrive aussi à diminuer et même à enlever par le massage les points douloureux qui se rencontrent dans différentes régions, notamment le long des apophyses épineuses ; points dont l'importance diagnostique a été découverte dans ces derniers temps, et qui peuvent donner lieu à des crises d'hystérie ou d'épilepsie.

L'homme et les animaux cherchent instinctivement à calmer les fortes douleurs névralgiques en exerçant des pressions sur le point douloureux ; cette pression doit être assez forte pour agir jusque sur le cylinder axis du nerf douloureux.

La manière d'opérer cette pression varie avec chaque cas particulier ; tantôt elle doit être continuelle et exercée par la main, les doigts ou des instruments spéciaux, tantôt elle doit être intermittente. Son intensité et sa durée ont une assez grande importance , le plus souvent elle doit porter sur tout le trajet du nerf (effleurage lent et fort avec un ou plusieurs doigts). Pour les cas qui demandent une pression longue et régulière, il faut se servir d'appareils appropriés à chaque cas et construits d'une façon très simple.

Stauber cite le cas d'une névralgie syphilitique qu'il a guérie rapidement par le massage. Pour nous, la syphilis est une contre-indication à ce traitement ; on comprend que l'excitation énergique produite par les manœuvres sur la résorption et la circulation peut réveiller certaines manifestations de la maladie ; la plupart des névralgies syphilitiques sont produites par des produits pathologiques comprimant le filet nerveux ; ce n'est que par la résorption de ce produit anormal que les douleurs cessent, et on ne peut savoir ici, comme dans les cas d'exsudat inflammatoire, si cette résorption est sans danger pour la santé.

Récemment, le massage a pris une importance toute spéciale dans le traitement des crampes d'origine périphérique, dues à une excitation trop prolongée, telle que hyperkinésie du facial (tic convulsif), de l'accessoire de Willis, les crampes des écrivains, des pianistes, des violonistes, des employés de télégraphe, des tricoteuses, caractérisées par les convulsions idiopathiques et toniques de certains groupes de muscles. Le traitement consiste en effleurage rapide, tapotement et pétrissage combinés avec une gymnastique méthodique des muscles hyperkinésiés et de leurs antagonistes. Ces procédés ont été perfectionnés par J. Wolf, de Francfort-sur-le-Mein ; Vigouroux et Stein en ont obtenu des résultats merveilleux qui ont été sanctionnés par les principaux chirurgiens allemands, autrichiens et français. D'autre part Gottlieb, Graham et Schott, dans des cas analogues, ont dû au massage des succès complets. C'est même à Schott que revient la priorité de cette méthode.

Kunze, dans son Traité de médecine pratique, dit « En ce qui concerne la crampe des écrivains le mot de Canstatt : « Beaucoup d'essais, peu de résultats » est encore aujourd'hui (1873) l'expression de la vérité. » Aussi, en présence d'une maladie considérée comme incurable, contre laquelle tous les moyens ont été tentés, les résultats obtenus par Wolf méritent bien l'attention du médecin : sur 245 cas 132 ont été guéris radicalement, 22 améliorés ; 91 fois le massage n'a rien produit. On a de plus comme palliatif le bracelet de Nussbaum, c'est encore un progrès considérable accompli depuis 1873. Quant aux crampes du mollet, si fréquentes pendant la nuit, le massage est un moyen populaire bien connu qui les fait disparaître rapidement.

Le massage a été appliqué aux convulsions générales de la chorée et de l'hystérie. En 1834 le Dr Blache (1), membre de l'Académie de médecine de Paris, a publié un mémoire sur les résultats du massage et de la gymnastique dans la chorée. L'année suivante, Bouvier a lu à l'Académie un rapport très favorable sur le traitement préconisé par Blache. Voici sommairement en quoi il consiste :   -

Au début, alors que les secousses musculaires très fortes agitent les membres et le tronc en tous sens, le patient est couché sur un matelas. Trois ou quatre aides le maintiennent dans l'immobilité pendant dix à quinze minutes. Puis le masseur pratique avec toute la face palmaire de la main sur les membres ainsi que sur la poitrine, des frictions d'abord légères, puis de plus en plus fortes. Ensuite, faisant coucher le malade sur le ventre, il recommence les mêmes manœuvres sur la partie postérieure du tronc, surtout sur la nuque et les gouttières vertébrales.

La séance dure environ une heure et est répétée pendant trois ou quatre jours consécutifs. A la fin de chaque séance, l'incoordination des contractions musculaires diminue, le malade fait comprendre par gestes qu'il se

(1) Voir Busch, *loc. cit.*, p. 260. Laisné, *loc. cit.*

trouve mieux. Le sommeil, disparu pendant les contractures violentes, revient peu à peu ainsi que l'usage de la
parole. Alors le massage est continué sous forme d'effleurage et de frictions légères accompagnés de mouvements passifs des articulations, exécutés en cadence. On a d'abord à lutter contre le spasme des muscles antagonistes, mais peu à peu on le voit céder, et
l'enfant peut aider par des contractions musculaires
actives les mouvements passifs qu'on lui fait exécuter. Au bout de quelques séances, les douleurs disparaissent.

Huit ou dix jours de cette gymnastique passive rendent à la volonté une partie de son empire sur les contractions musculaires. On fait exécuter les mouvements
les plus simples du tronc et des membres; pour tenir en
éveil l'attention et la volonté de l'enfant on lui montre
le mouvement qu'il a à faire; par le chant ou une mu-
sique accentuant la mesure, on en règle la cadence. La
régularité rythmique, l'esprit d'imitation augmentent
l'action de la volonté sur les muscles. Sous l'influence
de ces exercices, l'enfant devient plus gai, il retrouve
son appétit; sa figure reprend ses couleurs, exprime
la gaieté; l'intelligence se développe. Au bout de 10 ou
12 jours l'amélioration semble éprouver un temps d'arrêt, il est nécessaire de réconforter le malade par des
paroles encourageantes, et alors la guérison reprend
une marche rapide. A mesure que les mouvements se
régularisent, on voit disparaître l'état chlorotique qui
accompagne toujours la chorée, et avec lui les palpitations et les bruits de souffle artériel. On obtient par
cette méthode une guérison plus durable que par tout
autre traitement. Le Dr Blache déclare dans son mémoire que sur 108 guérisons ainsi obtenues, il n'a pas
constaté, une seule récidive, malgré l'opinion émise par

Sydenham que la chorée reparaît dans l'automne de l'année suivante.

Actuellement cette méthode a été recommandée par Millis (1), Goodhart James, John Phillips et Busch, qui complètent la guérison par les bains chauds à la température de 30° à 34° Centigr. environ (25 à 27 Réaumur).

En ce qui concerne l'hystérie et les crampes hystériques, nous ne saurions accorder au massage une valeur spéciale. Ici tous les traitements sont appelés à donner des résultats.

Mitchell a préconisé récemment un traitement de l'hystérie qui lui est personnel et qui a guéri les cas les plus graves. Ce traitement consiste à transformer le sujet, à lui créer pour ainsi dire un nouveau tempérament par le repos, la diète et surtout le massage général, pratiqué par des masseurs exercés, sur les muscles des membres et du tronc, sous forme de frictions centripètes et de pétrissage, pendant une demi-heure au début; plus tard les séances durent jusqu'à deux heures. On pourra dans les cas rebelles avoir recours au massage de tout le corps ; il sera souvent suivi de succès.

Dans les paralysies motrices d'origine périphérique survenues à la suite d'un refroidissement (paralysie rhumatismale), d'un effort exagéré ou de l'intoxication saturnine, le massage donne d'excellents résultats. Berghman et Helleday (2) ont constaté chez des saturnins le retour de l'excitabilité faradique à la suite de quelques séances de massage. D'ailleurs la théorie du massage explique cette action : les frictions, en accélérant le cours du sang et des liquides dans les points massés doivent avoir une influence considérable sur la conges-

(1) *Loc. cit.*
(2) *Loc. cit.*

tion et l'inflammation ainsi que sur leurs suites : transsudation de sérosité dans le névrilème, dégénérescence
graisseuse, atrophie, en un mot sur les lésions histolo-
giques des nerfs moteurs et de leurs plus fines expan-
sions, qui caractérisent ces paralysies.

Un effleurage centripète suivi d'un pétrissage énergique dans les muscles paralysés ramène la contractilité. Dans les paralysies localisées chez les anémiques,
le pétrissage doit alterner avec quelques tapotements
d'une durée très courte. Le même procédé s'applique
aux paralysies des nerfs sensitifs avec anesthésie locale.

Mosengeil (1), dans la paralysie infantile (après la disparition des phénomènes aigus du côté de la moelle) a
employé plusieurs fois l'électricité combinée avec le
massage. Au début, le traitement n'a donné aucun résultat, mais de longues séances régulièrement répétées
ont amené une grande amélioration. Dans ces cas, il
faut répéter les séances de massage jusqu'à ce que les
courants électriques puissent provoquer des contractions musculaires.

A propos du massage du cou, nous avons insisté
sur son action favorable dans les cas de congestion
ou d'inflammation du cerveau et de ses enveloppes,
grâce à la déplétion vasculaire qu'il provoque. Or il
en est de même pour les catarrhes de la gorge, du
larynx et du nez. Ici, on peut constater *de visu* les
résultats. La muqueuse fortement injectée, rouge,
tuméfiée avant la séance est, après le massage, plus
pâle, moins boursouflée; la gêne et les douleurs ont
disparu. Le gonflement de la luette et de la base de
la langue, les nausées qui en sont la conséquence
n'existent plus, d'ordinaire, après la première séance.

(1) *Loc. cit.*

Nous avons montré plus haut le rôle que les amygdales, la langue et les follicules pharyngés jouent dans cette résorption. Il n'y a pas d'astringent même administré rapidement qui vaille un massage du cou habilement pratiqué. Aussi pourra-t-on l'appliquer avec profit dans les inflammations catarrhales naso-pharyngées, laryngées dans l'amygdalite, dans l'angine, et l'ozène, et même pour soulager les douleurs provoquées par les abcès et les ulcérations de la phtisie laryngée. Weiss a massé le cou dans certains cas de laryngite catarrhale et de croup; en une seule séance il a pu conjurer les menaces d'asphyxie et diminuer l'aphonie. L'enfant paraissait aimer les manœuvres qui lui apportaient un soulagement notable.

Freund partage l'avis de Weiss relativement à l'action antiphlogistique du massage du cou dans les inflammations du larynx. *C'est une méthode qui mérite de la part des praticiens plus d'attention qu'ils ne lui en ont accordé jusqu'à ce jour.*

Kellgren a imaginé de traiter par le massage et la gymnastique les inflammations pulmonaires. Cette méthode que nous avons étudiée, ne nous paraît pas appelée à un grand avenir. En revanche, le massage rendra des services dans l'emphysème, et dans toutes les affections chroniques des bronches, du poumon et de la plèvre, ainsi que dans l'asthme d'origine nerveuse, et dans les inflammations de la muqueuse nasale (polypes, etc).

Il consiste en un effleurage de toute la cage thoracique; le malade doit respirer fortement pendant les séances. On s'explique facilement la puissance d'un d'un massage total du thorax, quand on songe à l'effet que peut produire sur la poitrine une irritation localisée de la peau (révulsifs). Quand l'effleurage s'accom-

pagne de tapotements un peu forts pratiqués avec la
face dorsale de la main ou des doigts, il produit une
rougeur intense. La fluxion cutanée agit favorablement
sur l'hypérémie des organes internes. D'autre part,
l'action réflexe joue un rôle non moins important.

Muhlberger cite l'observation d'un jeune homme qui
calmait ses accès d'angine de poitrine en appliquant
ses deux poings sur la région précordiale ou en s'ap-
puyant la poitrine sur le bord d'une table. Pour imiter ce traitement instinctif, il pratiqua l'effleurage et le
pétrissage de la région et réussit à diminuer la violence
des accès et leur durée.

Sans revenir sur la physiologie et le manuel opératoire du massage de l'abdomen que nous avons étudiés
plus haut, nous en conseillerons l'emploi toutes les fois
qu'il sera nécessaire d'activer les mouvements péristaltiques de l'estomac et de l'intestin, d'agir sur la production des sucs digestifs, d'amener la résorption des
produits inflammatoires, enfin de faire disparaître des
obstacles mécaniques au cours des matières. Cette méthode est donc indiquée seule ou combinée avec d'autres moyens, dans les inflammations chroniques du tube
digestif, dans la dyspepsie, la gastralgie, la dilatation
stomacale. On l'emploie également dans l'obstruction
intestinable (iléus) dans le tympanisme, à la condition
qu'il n'ait pas pour cause une péritonite, dans l'ascite,
enfin toutes les fois que la période aiguë sera passée,
on massera les exsudats, les engorgements, les adhérences du péritoine. Mais le massage de l'abdomen est
formellement contre-indiqué par une poussée inflammatoire aiguë. Les tumeurs malignes, les abcès profonds, les ulcérations de l'estomac (ulcère rond) ou de
l'intestin s'opposent également à toute manipulation.

Il est regrettable que les critiques assez étranges de

plusieurs auteurs (Mosengeil, Podratzky) aient discrédité auprès des médecins le massage de l'abdomen. C'est un remède populaire qui avec le massage du dos joue un grand rôle en Orient, en Finlande, en Hongrie. Les paysans hongrois le considèrent comme le seul remède contre le *csömör* (1).

Graham (2) est très partisan de cette méthode qu'il a appliquée avec succès dans un grand nombre de catarrhes chroniques de l'estomac.

Nothnagel (3) le recommande dans ses cours contre la dilatation de l'estomac.

Ewald (1) a employé le massage avec avantage dans l'atonie des voies digestives avec constipation ordinaire, sans lésion de l'estomac. Il a rapidement réussi à régulariser les fonctions de l'intestin et à améliorer l'état général. Chez les personnes sédentaires, le massage du bas-ventre et la gymnastique du bassin sont, sans contredit, les remèdes les plus rapides et les moins dangereux contre la constipation habituelle.

Dans l'étranglement interne cette méthode a été essayée par Busch, Kronlein, Bitterlin et Scerbsky. Tous ces auteurs s'accordent à en recommander l'emploi. Évidemment le massage ne sera ici qu'un des éléments du traitement, mais on aurait tort de le dédaigner. Quand l'occlusion est produite par des amas de matières durcies accumulées vers la valvule iléo-cœcale, le massage peut détacher l'obstacle et l'amener progressivement jusque dans l'ampoule rectale. Un fort courant d'eau ramollira la boule sterco-

(1) Csömör est un mot hongrois qui désigne l'indigestion due à un excès de nourriture; Schreiber en fait un moyen gymnastique employé en Hongrie depuis un temps immémorial, par les matrones. (*Note du traducteur.*)

(2) *Loc. cit.*

(3) *Wiener allg. medic. Zeitung.* n° 5, 1883, p. 48.

rale et en facilitera l'expulsion. Il est important de toujours commencer le massage par l'extrémité anale de l'intestin.

Si les parois abdominales sont minces et flasques, on pourra presque saisir l'intestin et le pétrir entre les doigts.

Les expériences sur la résorption péritonéale, que nous avons relatées dans un chapitre précédent, nous ont appris l'influence énorme du massage, sur cette résorption, l'ascite par exemple pourra être améliorée ou même guérie, quelle qu'en soit la cause, qu'elle soit mécanique ou cachectique (à part les cas que nous avons signalés plus haut comme s'opposant au massage). On verra diminuer les douleurs souvent fort vives et le météorisme qui accompagnent l'hydropisie du péritoine ; la digestion deviendra meilleure, les selles plus régulières ; enfin au fur et à mesure que le liquide diminuera, la sécrétion urinaire augmentera. Bref, on obtiendra des résultats aussi satisfaisants pour le médecin qu'encourageants pour le malade.

En dernier lieu, le massage abdominal trouve encore son application directe ou indirecte dans les maladies du foie et de la rate.

Il ne peut être pratiqué directement sur le foie que dans les cas où cette glande augmentée de volume déborde les fausses côtes. Les tumeurs du foie et de la rate, à l'exception des néoplasmes, peuvent être influencées favorablement par des manipulations directes, mais c'est surtout indirectement par le massage de l'abdomen, qu'on peut agir sur le foie. On sait que la circulation intra-hépatique est sous la dépendance directe de la pression du sang dans les vaisseaux de l'intestin et dans le système de la veine porte. Or comme cette pression dépend elle-même de l'état de contraction des fibres musculaires de l'intestin, et par conséquent des mouvements péristaltiques, le massage, en excitant les contractions intestinales, agit sur la pression du sang à l'intérieur du foie et amène une augmentation dans la production de la bile.

Des considérations qui précèdent il découle que le massage trouve son application : dans la congestion hépatique, l'ictère, et surtout, d'après Durand-Fardel, dans les congestions chroniques avec hypertrophie. On emploiera, à côté de l'effleurage local, le massage général de tout le ventre (au moins une séance quotidienne de quinze minutes).

Le traitement de l'ictère est beaucoup plus employé; voici comment l'appliquent les médecins de l'Allemagne du Nord.

On combat la constipation par le massage auquel on ajoute un certain nombre (3 à 8 par jour) de douches rectales à la température de 15 à 20° centigrades environ (12° à 15° Réaumur). On prescrit la gymnastique du bassin selon la méthode de Busch, et l'exercice. Quelque pénibles que soient les mouvements, le malade doit surmonter sa faiblesse, se faire violence pour sortir à pied, en voiture ou mieux à cheval, dans le but d'activer par l'ébranlement du corps les contractions de l'intestin. Busch a appliqué ce traitement sur lui-même et s'en est très bien trouvé.

Quand le foie est augmenté de volume et que les parois du ventre sont souples, on peut faire un massage direct, mais il faut éviter les pressions trop fortes. D'ailleurs, comme nous venons de le dire à côté de l'effleurage du foie on pratiquera un massage assez vigoureux de tout le bas-ventre.

Des reliquats d'inflammations anciennes (bosses, adhérences) qui existaient depuis plusieurs années ont disparu par un massage direct, quand leur situation a permis de les atteindre : tels sont ceux qu'on rencontre du côté de la valvule iléo-cœcale, des reins, etc... D'ailleurs le massage de l'abdomen s'ajoutera toujours aux frictions et au pétrissage pratiqué avec douceur sur le point engorgé. Toute douleur, tout mouvement nerveux doit interrompre le traitement, car ces exsudats se transforment facilement en abcès, surtout si le massage a été trop fort au début.

Jakobi, Mary Pulnam recommandent dans la chlorose et l'anémie le massage de tout le corps, allié aux lotions froides. L'influence considérable que le massage, et en particulier le massage général, exerce sur la circulation du sang et de la lymphe, favorise les échanges et la formation des éléments constitutionnels. De là son action sur ces maladies si fréquentes de nos jours.

Le massage trouve aussi son application dans les œdèmes des membres, mécaniques ou dyscrasiques. Souvent il fait disparaître l'inflammation ou tout au moins la diminue, presque toujours il dissipe les symptômes douloureux et agit favorablement sur le moral du malade. Il augmente notablement la sécrétion urinaire, il a tous les avantages des diurétiques sans en présenter les dangers.

Lorsque l'œdème est dû à une thrombose, le massage doit être conduit avec circonspection. Il faut éviter d'agir sur le point où siège l'obstacle au cours du sang veineux et craindre des embolies.

Gussenbauer rapporte un cas fort intéressant d'œdème de la main droite datant de trente ans et produit par des végétations dans les gaînes tendineuses du poignet. Le massage et les mouvements passifs dissipè-

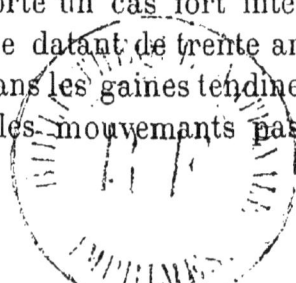

rent en trois semaines les douleurs très vives qu'éprou-
vait le patient.

Pour terminer, nous ne saurions trop recommander
le massage général contre les œdèmes qui surviennent
pendant la convalescence de la scarlatine. La plupart
du temps il suffit d'un effleurage léger pour les faire disparaître. Cette méthode a en outre l'avantage de raf-
fermir l'épiderme et de régulariser la circulation cutanée. Les frictions tant vantées pendant la période de
desquamation ne sont pas autre chose qu'un massage inconsciemment déguisé.

II

EMPLOI DU MASSAGE EN CHIRURGIE

Les maladies chirurgicales sont celles où le massage
est appelé à rendre le plus de services, grâce à la situation plus ou moins superficielle des lésions, qui les
rend beaucoup plus accessibles aux manœuvres directes. Il est vrai, en revanche, que la peau présente fréquemment des plaies qui s'opposent au massage ; nous
avons vu dans le chapitre précédent qu'une simple
excoriation de l'épiderme était souvent une contre-
indication.

C'est dans les maladies suivantes que ce traitement
trouve son application :

1° *Peau*. — Contusion et ses conséquences.

2° *Articulations*. — Contusion, entorse et ses suites,
arthrite aiguë et chronique, épanchements séreux (hydarthrose) séro-fibrineux, sanguin, arthrite fongueuse,
raideur articulaire, fausse ankylose, névralgie articulaire, rhumatisme chronique.

3° *Muscles*. — Myosite aiguë et chronique, rhumatisme musculaire, aigu et chronique, ruptures musculaires, atrophie.

4° *Gaines tendineuses et bourses séreuses sous-cutanées*, inflammation aiguë et chronique, hygroma.

Enfin toutes les affections des muscles, des tendons, des ligaments et des aponévroses caractérisées par des contractures et des rétractions.

1° *Affections chirurgicales de la peau.*

Toute blessure de la peau s'accompagne d'un épanchement sanguin plus ou moins considérable dans le tissu cellulaire sous-cutané. Dans les contusions légères suivies d'ecchymose, on peut, immédiatement et sans danger, faire rentrer le sang épanché dans les vaisseaux capillaires. Il suffit pour cela d'imiter une pratique vulgaire fort aucienne : lorsqu'un enfant se fait, en tombant, une bosse à la tête, la mère s'empresse d'appliquer la lame d'un couteau ou le manche d'une cuillère sur la blessure et d'appuyer fortement. Cette pression arrête l'extravasation sanguine, de plus, en dispersant dans les tissus voisins le sang déjà épanché, elle élargit la surface de résorption. Quelques frictions vigoureuses augmentent considérablement les effets de la pression simple.

Dans les contusions violentes, accompagnées d'une extravasation considérable, le massage est le moyen le plus sûr d'éviter la suppuration. Dès la première séance il fait disparaître les douleurs produites par la compression qu'exerce le sang épanché sur les filets nerveux. On ne saurait croire avec qeelle rapidité on dissipe par ce moyen les ecchymoses les plus considérables.

2° *Affections chirurgicales des articulations.*

Entorse. — Pendant longtemps le massage a été uniquement employé pour guérir les entorses et les contusions articulaires. « Les résultats qu'il a donnés, dit le professeur Hueter, sont merveilleux. Si, dans le traitement des maladies articulaires, les empiriques sont beaucoup plus en vogue que les médecins, c'est que ces derniers n'ont pas assez souvent recours au massage. » Presque tous les ouvrages publiés au début sur le massage n'ont guère en vue que l'entorse du pied, tels sont ceux de Kyor, d'Eger, Daniellsen, Fontaine, Berghman et Helleday, Faye, Nykander, Möller, Drachmann, Estlander.

Les lésions traumatiques de l'articulation tibio-tarsienne sont très fréquentes dans l'armée, aussi les médecins militaires, surtout en Allemagne, sont-ils depuis longtemps familiarisés avec le massage. Ils le considèrent comme la méthode la plus rapide et la plus certaine. Malgré les recommandations du Dr Prodratzky (1), médecin en chef de l'armée autrichienne, nos médecins militaires emploient encore peu le massage.

L'autorité allemande exige de chaque médecin militaire un rapport *sur les résultats du massage dans un certain nombre d'affections.* Elle insiste sur les avantages de cette méthode au point de vue de la rapidité du traitement et par suite de l'économie réalisée ; c'est forcer, d'une façon indirecte, les médecins à l'employer. L'ensemble de ces rapports semestriels formerait une statistique fort intéressante à consulter, malheureusement nous n'en connaissons qu'une par-

(1) *Loc. cit.*

tie, grâce aux communications de Starke, Gassner. Bruberger, Gerst, Körner.

La plupart de ces auteurs ont comparé les résultats
du massage avec ceux qu'on obtient par la méthode
ordinaire. Or la durée des entorses a été en moyenne
de 23,7 jours quand on a employé le traitement ordinaire, et de 8,9 jours quand on les a traitées par le
massage. Soit 14,8 jours de gagnés; inutile d'insister
sur l'importance d'une semblable économie de temps
réalisée dans tous les cas de traumatisme articulaire
si fréquents chez les soldats.

La guérison est d'autant plus rapide que le traite-
tement suit de plus près l'accident. Il a suffi souvent
de deux à quatre séances pour guérir une entorse
grave. De plus, la guérison est toujours complète, et
les suites fâcheuses ne sont jamais à redouter. Billroth
dit à ce propos : « Les complications des entorses
sont dues, le plus souvent, à la lenteur du traitement
et à son insuffisance. On doit donc s'estimer heureux
quand on dispose d'une méthode (le massage) relativement rapide et sûre. »

Généralement, les premières séances doivent être
consacrées à l'effleurage superficiel. Ce n'est que lorsque les douleurs, très violentes au début, ont disparu
et que le gonflement a diminué, qu'on peut pratiquer
des frictions un peu plus fortes. La séance, d'un quart
d'heure au moins, doit être répétée cinq ou six fois
par jour. Les manipulations doivent porter sur toutes
les parties gonflées, surtout sur les interstices qui sé-
parent les tendons.

Si, au bout de plusieurs jours il reste encore un
certain empâtement au niveau de l'articulation ou
entre les tendons un fort massage à frictions en aura
rapidement raison. Des cataplasmes appliqués pendant

6.

la nuit seulement activeront les effets du traitement.

Les auteurs ne sont pas tous du même avis au sujet
des mouvements actifs et passifs. Le plus grand nombre
bre conseillent de les employer même dans les entorses les plus graves ; d'autres se bornent aux mouvements passifs et laissent le malade au lit pendant les
premiers jours. Ces derniers s'appuient sur un cas cité
par Wagner, dans lequel les mouvements actifs pratiqués au début ont déterminé un épanchement sanguin assez considérable dans l'articulation. Bien que
cet accident ne se produise pas une fois sur cent, il est
prudent de se défier des mouvements actifs pendant les
premiers jours. On recommandera au blessé de faire
de très légers mouvements dans son lit, ainsi que le
conseille Gassner, surtout dans les cas sérieux.

Lorsqu'on soupçonne la présence dans l'articulation
de petits fragments osseux, le massage pourra, en les
déplaçant, devenir un élément de diagnostic, qui d'ailleurs ne présentera aucun danger.

On observe fréquemment, à la suite des entorses et
des contusions, un relâchement permanent de la capsule articulaire. Cet accident, qui gêne la marche et favorise la production de nouvelles entorses, est fréquent
surtout chez les femmes, à cause des chaussures à
talons élevés. Quelques séances de massage et une
bande de flanelle en auront facilement raison.

Arthrite aiguë. — L'arthrite aiguë simple est, en
général, rapidement guérie par le massage. Mais on
doit s'abstenir de toute manœure quand l'articulation
renferme du pus (1). Bien qu'il existe des cas où le
massage a pu être pratiqué impunément, on doit

(1) Dr Runeberg, *Schmidt's Jahrbücher*, B. 173, p. 83.

craindre les accidents infectieux, la fièvre et les abcès métastatiques. Dans les cas douteux, une ponction exploratrice avec la seringue de Pravaz fixera le chirurgien sur le contenu de l'articulation. Nous verrons plus loin si l'on doit pratiquer le massage dans les douleurs articulaires spécifiques, comme le prétend Jackson. Le traitement de l'arthrite aiguë consiste, au début, en un effleurage centripète pratiqué avec beaucoup de douceur lorsqu'il existe des douleurs violentes. Starke (1), recommande de faire une piqûre de morphine avant de masser, chez les sujets sensibles qui ne peuvent supporter l'effleurage le plus léger. Il est préférable, dans ce cas, de se borner au massage des parties situées au-dessus de l'articulation enflammée ; on arrive, par ce procédé, à calmer les douleurs et souvent à diminuer les symptômes inflammatoires. Enfin après la disparition des douleurs aiguës on commence les mouvements passifs, auxquels succéderont les mouvements actifs.

Ce traitement donne des résultats incroyables ; bien qu'il soit en contradiction avec la règle classique de l'immobilisation, nous ne saurions trop répéter que, s'il est conduit avec prudence, si les séances ne sont pas trop prolongées, le massage, loin d'être dangereux, hâtera considérablement la guérison.

Arthrite chronique. — L'arthrite chronique exige un traitement plus énergique. Les granulations et les fongosités doivent être broyées et repoussées vers les tissus environnants par de fortes frictions centripètes ou centrifuges, suivies d'abord d'effleurages centripètes puis de mouvements actifs et passifs

Il est évident que l'on ne doit avoir recours au mas-

(1) *Loc. cit.*

sage que lorsque l'articulation ne renferme pas de pus et qu'il n'y a aucun symptôme fébrile.

Généralement ces arthrites s'accompagnent de certaines complications avec lesquelles le traitement doit compter : tels sont les dépôts qui se font autour de l'articulation sur le trajet des vaisseaux lymphatiques, entre les gaines musculaires et tendineuses et les aponévroses. Ils sont faciles à sentir, ils se présentent sous forme de petits noyaux arrondis, semi-durs, douloureux à la pression.

Vient ensuite l'atrophie des groupes musculaires qui avoisinent l'articulation. Le Fort et Valtat ont montré que cette atrophie débute peu de temps après le commencement de l'arthrite. Certains muscles sont atteints de préférence, tels sont : au genou, le triceps ; à l'épaule le deltoïde puis le sus-épineux le sous-épineux et le grand pectoral ; à la hanche les muscles fessiers; au coude le biceps et le brachial antérieur ; au cou-de-pied, les extenseurs. Cette atrophie est vraisemblablement due à une propagation de l'inflammation par les lymphatiques à ce groupe de muscles amenant des dépôts plastiques dans les fibres et leur dégénérescence graisseuse. Aussi le traitement de l'arthrite aiguë et chronique doit-il porter sur les parties qui entourent l'articulation et combattre les complications que nous venons de signaler. Le massage est tout indiqué pour atteindre ce résultat ; il réussit à rendre rapidement à l'articulation ses fonctions et à hâter la résorption des dépôts qui se font dans les muscles périarticulaires. Grâce à ce massage préparatoire, le traitement est considérablement simplifié et abrégé.

Ankylose. — Weissenberg recommande d'associer les douches chaudes (50° centigrades) au massage, dans l'ankylose consécutive à l'arthrite aiguë ou chronique.

Ces douches, administrées prudemment, provoquent une violente hypérémie accompagnée d'une dilatation vasculaire qui favorise l'action mécanique du massage sur les produits pathologiques. Delhaes conseille, dans ces cas, de combiner le massage avec les eaux thermalès de Teplitz (1). Ziemssen prétend même que par cette méthode, on diminue considérablement les douleurs et les contractions musculaires involontaires qui contrarient souvent l'action du masseur.

Hydarthrose. — Plusieurs auteurs, entre autres Nikolaisen et Egeberg, affirment que le massage suffit à guérir l'hydarthrose et les épanchements sanguins intra-articulaires ; d'autres (Gussenbauer) considèrent comme indispensable l'application préalable d'un bandage compressif ; Waldemar Rasmusen et de Mosengeil, conseillent même d'évacuer d'abord complètement l'exsudat par une ponction de l'articulation avec les précautions de la méthode antiseptique, avant de commencer le massage.

En resumé, on doit débuter par le massage suivi d'une légère compression permanente avec le bandage de Martin (2), et n'arriver à la ponction que lorsque ces moyens sont demeurés sans résultat.

Sur 137 cas d'arthrites dans lesquels Johnson a ap-

---

(1) Teplitz, en Bohême, station thermale composée des villes de Teplitz et Schonau sur les deux rives de la Salzbach. Les eaux, d'une composition indéterminée, sont d'une haute température ; elles sont administrées en bains et douches à tous les degrés.

(*Note du traducteur.*)

(1) P. Martin, de Lyon, 1771-1846. Compression par des bandelettes de diachylon gommé qu'on enroule autour de l'articulation comme le bandage de Scultet. Quand les malades se lèvent, la compression doit se faire au moyen d'un bandage élastique. Voir Bonnet, *Traité de thérapeutique des maladies articulaires.* p. 195.

(*Note du traducteur.*)

pliqué le traitement que nous venons de décrire, il a
obtenu les résultats suivants :

	Guéris.	Améliorés,	Stationnaires.	Totaux.
Arthrite aiguë.....	5	»	»	5
— chronique.	34	9	»	43
— fongueuse.	55	30	4	89
Totaux...........	94	39	4	137

L'arthrite chronique s'accompagne souvent de dépôts osseux dans les tissus qui entourent l'articulation.
On ne doit pas chercher à les désagréger dans les premières séances, car on s'exposerait à produire des
extravasations sanguines, sans obtenir de résultat appréciable ; sous l'influence d'un massage prolongé,
ces ostéophytes se ramollissent, et, au bout d'un certain temps, sont facilement broyés par quelques pressions assez fortes.

Dans le traitement des maladies articulaires, le massage a l'énorme avantage de ne pas condamner les pa-
tients au repos, et même de les obliger à faire fonctionner le membre malade. Il est incontestable que la
plupart des complications des arthrites sont dues au
long séjour dans le lit ; sous l'influence de l'inactivité
prolongée, la nutrition des membres se fait mal, surtout lorsqu'ils sont enfermés dans des appareils inamovibles depuis longtemps.

Teissier (1) a signalé l'influence funeste d'une immobilisation trop longue des articulations. Menzel (2)
l'a démontrée par ses expériences sur les animaux.
Cet auteur entoure d'un appareil plâtré différentes
jointures d'un chien, pendant un temps variable : à
l'autopsie, il constate que, au bout de 12 jours d'inac-

(1) Teissier, *Gazette méd, de Paris*, 1841, p. 609.
(3) Menzel, *Langenbeck's Arch.*, 1871. B. XII, xxx, p. 990.

tion, les mouvements sont moins étendus parce que
la peau, les muscles, les tendons et les aponévroses
ont subi un mouvement de rétraction. Si l'immobilité
dure plus longtemps, il survient dans la synoviale et
les cartilages des altérations pathologiques d'autant
plus marquées que l'immobilisation a été plus prolongée. D'après Bonnet (1), dans toute maladie le séjour au lit est une complication qui aggrave l'état
général.

Reyher (2) a répété les expériences de Menzel et a
constaté un raccourcissement et un amaigrissement
notables des muscles, puis une rétraction de la capsule fibreuse et en dernier lieu des ligaments près de
leurs points d'insertion. Dans les cartilages (contrairement aux conclusions de Menzel), il n'a trouvé aucun
changement après une immobilisation complète d'une
année (?) Cependant bien que les surfaces en contact
soient parfaitement saines, on constate par des coupes
une dégénérescence du tissu à l'intérieur des cartilages.

A côté de ces résultats obtenus sur des articulations
saines, Reyher reconnaît que, s'il y a la moindre trace
d'inflammation, l'ankylose survient fatalement quand
on immobilise la jointure enflammée. D'autre part,
Volkmann (3) et Noman (4) ne sont pas d'accord sur
les effets nuisibles de l'immobilisation. Bref, bien que
ce point ne soit pas complètement élucidé, il ne paraît
pas douteux qu'une articulation qui est quelque temps
sans fonctionner perd une partie de ses mouvements.

(1) Bonnet, *Traité des maladies des articulations*. Paris, 1855.
(2) Reyher, *Deutsche Zeitschr. für Chir.*, 1873.
(3) Volkmann, *Berl. klin. Woch.*, 1870, n° 30.
(4) Van Haren Noman, *Over de entleedkundige veränderigen
am imobilisatic van gewrickten*. Leyde, 1881.

Au surplus la question peut se résumer ainsi : est-il plus dangereux de masser une arthrite et de pratiquer des mouvements actifs et passifs, que d'appliquer un appareil inamovible ? Nous venons de voir les dangers de l'immobilisation ; ceux du massage restent à prouver. Or nous ne connaissons aucun cas d'arthrite aiguë non suppurée qui, traitée par les mouvements prudents ait été suivie d'ankylose. Bien plus, on arrive par cette méthode à détruire des raideurs articulaires et même des ankyloses anciennes. D'ailleurs la pratique qui consiste à déchirer les adhérences articulaires par la rupture pendant l'anesthésie chloroformique, est-elle autre que celle que nous défendons ? Pour. éviter une nouvelle ankylose on fait quelques mouvements passifs avant de mettre le membre dans une position convenable et d'appliquer le bandage. C'est par ce procédé que Berghmann et Helleday ont réussi à rendre une partie de leurs mouvements à des articulations complètement ankylosées par des adhérences fibreuses. Le résultat est d'autant plus brillant que l'ankylose est plus récente. Prodatzky (1) cite, à ce propos, le fait suivant :

Un soldat, à la suite d'un abcès des muscles pectoraux ouvert à l'extérieur et qui avait fusé jusque vers l'aisselle, présentait une ankylose complète de l'épaule. Impropre au service, le malade était sur le point d'être réformé, lorsque deux médecins d'Amsterdam, élèves de Mezger, s'offrirent à le traiter et à le guérir. Après 10 jours de traitement par le massage et la gymnastique articulaire, le malade complètement rétabli put rentrer à son corps.

C'est à des cas de ce genre que le massage doit la grande réputation dont il jouit, surtout dans le nord de

_____
(1) *Loc. cit.*

l'Europe, grâce aux résultats étonnants qu'il a donnés entre les mains, de Mezger et de ses élèves Berghman et Helleday. Le traitement d'ankyloses plus ou moins anciennes exige de la part du médecin une grande persévérance, beaucoup de patience et d'habileté ainsi qu'une certaine force physique.

Le massage est appelé à rendre de grand services dans les douleurs qu'on désigne sous le nom de névralgies articulaires, où l'examen le plus minutieux ne montre aucune lésion en rapport avec les troubles fonctionnels. Brodie, Paget et Stromeyer qui ont étudié récemment ces désordres, les ont constatés à tout âge, dans toutes les classes de la société et dans les deux sexes. D'après Schaffer, on les observerait surtout chez les enfants et les sujets peu résistants, par exemple chez les jeunes filles au moment de la menstruation.

Billroth (1) divise ces douleurs articulaires en quatre classes d'après leur étiologie :

1° Traumatismes relativement faibles, suivis d'un léger empâtement péri-articulaire.

2° Reliquats insignifiants d'infiltration, après l'écoulement de la période aiguë d'une arthrite.

3° Ni traumatisme, ni lésion, douleurs spontanées.

4° Douleurs simulées ou imaginaires (hystérie, hypochondrie).

Les deux premières classes présentent des lésions appréciables quoique minimes, dont le massage amène la disparition rapide. Il suffit, en général, d'un effleurage assez fort, accompagné de quelques frictions énergiques sur les points les plus empâtés.

Quant à l'action du massage sur les douleurs des deux autres classes, pour être plus difficile à expliquer,

---

(1) *Loc. cit.*

Le Massage.   7

elle n'est pas moins réelle. Billroth pense que l'attrait
de l'inconnu, le voyage à Amsterdam, l'impression
roduite par la personne du masseur exercent sur l'i-
magination une influence qui explique la majeure partie
des cures en apparence prodigieuses.

Souvent aussi le massage doit faire disparaître des
troubles trophiques ou des exsudats imperceptibles qui
peuvent comprimer les nerfs et provoquer les douleurs.

Il serait puéril d'affirmer qu'il n'existe aucune lésion
anatomo-pathologique, lorsque la palpation ne nous
révèle rien d'anormal. A cet égard, nos sens sont souvent en défaut, ce n'est que par une grande habitude
que le toucher peut acquérir la délicatesse voulue pour
découvrir la plus petite anomalie, exemple le doigt de
l'accoucheur. Combien de fois le microscope n'a-t-il
par révélé des lésions qui avaient échappé à l'examen
le plus attentif ? Le masseur exercé arrive à acquérir
par l'habitude une grande subtilité de toucher que l'a-
mincissement de l'épiderme des doigts ne peut que
développer. Néanmoins, il lui échappe encore bien des
lésions, causes de troubles fonctionnels qu'on désigne
à tort sous le nom vague de nerveux.

L'effleurage et le tapotement sont ici tout indiqués;
je laisse faire ce dernier au malade lui-même avec le
marteau à muscles de Klemm.

Les mouvements passifs seront beaucoup moins
douloureux après les premières séances; ce premier
résultat encouragera le malade et les mouvements actifs qu'il consentira à exécuter auront à leur tour une
action très favorable.

Rhumatisme chronique. — Contrairement à ce qu'on
pourrait croire à priori, le massage ne donne aucun
résultat dans le rhumatisme articulaire aigu. Les recherches de Recklinghausen, et les expériences de

Leyden (1) ont démontré que le rhumatisme est probament de nature infectieuse ; ce qui explique que le massage doive être plutôt nuisible qu'utile. Mais il en est tout autrement lorsqu'il s'agit du rhumatisme chronique, et sous cette dénomination générale, il faut comprendre toutes les déformations articulaires survenues chez les adultes à la suite d'inflammation à évolution lente, à l'exception toutefois de la coxalgie. Ici tous les traitements sont impuissants même à enrayer la maladie, et il en est souvent de même pour le massage, parce que la patience fait défaut au médecin et au malade. Le fait suivant que nous devons à Gussenbauer (2) va nous montrer ce que fait le massage même dans des cas désespérés. Comme il prouve également l'action énergique du massage général, nous croyons devoir le reproduire textuellement :

Une dame de 40 ans eut à l'âge de 18 ans, sans cause connue, un gonflement du coude droit d'abord très léger et qui alla peu à peu en augmentant ; les douleurs n'existaient que lorsqu'elle faisait mouvoir l'articulation. Cette affection fut méconnue par le médecin, qui la soigna par l'immobilisation et quelques pommades. Lorsque plus tard les doigts de la main droite furent pris eux aussi, on conseilla une cure d'eau froide en Wurtemberg (3) ; ce qui eut pour résultat d'aggraver le mal. Les bains froids furent rapidement remplacés par des bains tièdes et même chauds, sans aucun résultat appréciable.

Pendant 22 ans, la maladie a toujours progressé, peu à

(1) *Bericht des Vereines der Berliner Aerzte für interne Medicin*, 1882.
(2) *Loc. cit.*
(3) Il existe dans les environs de Caustatt, sur la ligne de Stuttgard à Ulm, trente-deux sources toutes au-dessous de 20° avec un peu plus d'un gramme et demi de chlorure de sodium;
                    (*Note du traducteur.*)

peu toutes les articulations ont été prises plus ou moins
grièvement ; ce n'est que pendant les deux grossesses que le
mal a paru rester stationnaire. La malade a été soumise
pendant cette longue période à tous les traitements médi-
caux, sans compter les eaux de Teplitz, Franzensbad (1),
Neudorf (2), Reichenhall, Pistyan (3), et l'électricité; le
tout sans obtenir aucune amélioration. Depuis huit ans, la
malade ne peut plus marcher, elle a des douleurs conti-
nuelles et de l'insommie ; la cachexie est très prononcée,
la constipation habituelle; l'urine très foncée renferme une
grande quantité de sédiments uratiques, mais jamais d'al-
bumine. Le cœur bat irrégulièrement, le pouls est petit, à
peine sensible, avec des faux pas ; de temps à autre, des fai-
blesses qui vont jusqu'à la syncope.

Tel est l'état de la malade lorsque, en 1880, elle se soumet au traitement par le massage général et local. Ce dernier
est dirigé contre le gonflement de toutes les articulations
des membres, de la colonne vertébrale, des symphyses
sacro-iliaques. Le massage général a pour but de favoriser
les échanges nutritifs et de combattre l'atrophie musculaire
qui est très accentuée. De plus, par des mouvements passifs,
on cherche à réagir contre la contracture permanente des
mains, qui fléchies à angle droit sur l'avant-bras (les doigts
en flexion forcée) jouissent à peine de quelques mouvements
inappréciables.

Les séances, d'une heure et demie, sont répétées tous les
jours. Au bout de deux semaines, les mouvements sont
déjà plus étendus, le gonflement a diminué, les douleurs
sont moins violentes. Après un mois, la malade peut faire
le tour de sa chambre avec une canne, son état général est
sensiblement meilleur. Enfin le traitement continué pendant

(1) Franzensbad (Bohème), Bains de boue et sources froides.
(2) Neudorf ou Neundorf dans la Hesse, sulfurée calcique.
(3) Pistyan (Hongrie), dans le voisinage des Karpathes, 139 mètres au-dessus du niveau de la mer, sources variées, les unes
sulfureuses, les autres indéterminées.

(Notes du traducteur.)

quatre mois a donné les résultats suivants : disparition des
douleurs et du gonflement dans toutes les articulations, à
l'exception du coude qui, le premier atteint, doit être le
siège d'exostoses considérables ; la malade a recouvré assez
de force musculaire, grâce aux exercices d'une gymnastique
méthodique, pour pouvoir faire sans fatigue des promenades
d'un quart d'heure et plus ; l'urine est devenue normale, le
pouls est plus fort et régulier. Bref la malade a pu reprendre
en partie ses occupations ; plusieurs mois après la cessation
du traitement, elle n'avait encore présenté aucun signe
d'une rechute.

Ebstein (1) recommande d'employer le massage méthodique contre les manifestations articulaires (dépôts
d'urates) de la goutte, dans les intervalles des accès.
Mais ici il s'agit d'une maladie constitutionnelle, aussi
les récidives sont-elles fréquentes et ne laissent au
massage qu'une influence passagère.

Dans toutes les affections chroniques du système articulaire que nous venons de passer en revue, le manuel opératoire est le suivant :

L'effleurage non seulement de l'articulation, mais des
tissus voisins sur une assez vaste étendu, suffit dans
les cas simples. Lorsqu'il existe des indurations de la
capsule ou des ligaments, des dépôts péri-articulaires,
le massage à frictions les ramollit, les divise et les fait
disparaître, mais il doit être pratiqué prudemment et
sans grande force. Cette dernière recommandation
s'applique également aux mouvements actifs et passifs
qui jouent un grand rôle dans le traitement, à la condition d'être exécutés lentement et progressivement.

(1) Prof. W. Ebstein, *Natur und Behandlung der Gicht.* Wiesbaden, 1882.

3° *Maladies du système musculaire.*

. Dans ce groupe, les affections musculaires qui peuvent bénéficier du massage sont : le rhumatisme aigu et chronique, les tiraillements et les déchirures, la myosite aiguë et chronique, l'atrophie.

Rhumatisme et myosite. — Les manœuvres sont très douloureuses au début dans le rhumatisme musculaire aigu, mais elles ne tardent pas à provoquer une sensation de bien-être et de chaleur. Les mouvements, douloureux avant la séance, deviennent beaucoup plus faciles ; dans les cas récents, la douleur peut même disparaître pour quelques heures après une seule séance. On profite de cette rémission pour commencer les mouvements actifs et passifs.

C'est surtout dans la myosite qu'on obtient les résultats les plus complets. Cette affection, qu'on confond souvent avec le rhumatisme musculaire, en diffère au point de vue anatomo-pathologique. Dans le rhumatisme, les lésions se bornent au tissu interstitiel, tandis que la myosite est caractérisée par une inflammation parenchymateuse des fibres musculaires, qui subissent une dégénérescence graisseuse, aboutissant à une véritable atrophie. Dès le début, avant la phase de régression graisseuse, le muscle donne au toucher une sensation spéciale qui permet de différencier la myosite du rhumatisme. Voici, d'ailleurs, la description qu'en donne de Mosengeil (1) : « On éprouve, au toucher, une résistance et une fermeté sans élasticité qui n'est ni la souplesse du muscle sain, ni la rigidité élastique du muscle atteint de rhumatisme. Dans une période plus

(1) *Loc. cit.*

avancée, on ne sent plus les limites du muscle, il devient flasque, la peau et le tissu cellulaire qui le recouvrent sont moins souples, mous et comme œdémateux. De plus, comme l'inflammation est rarement totale, on sent, à côté de places saines, des noyaux indurés, le muscle est pour ainsi dire bosselé. »

Le traitement ordinaire consiste, d'après Oppolzer, Schnepf et quelques autres auteurs, en repos de la partie malade, révulsifs cutanés et frictions avec diverses pommades. Il est bien rare qu'une semblable thérapeutique réussisse à enrayer la my site qui arrivera fatalement à la période d'atrophie. Aujourd'hui, grâce à la massothérapie, on guérit très rapidement cette affection douloureuse et dont les suites peuvent être si graves. C'est surtout les mouvements actifs et passifs qui donnent les meilleures résultats. Gies commence par masser directement le muscle atteint de myosite, puis il le soumet à une gymnastique spéciale, en engageant le patient à faire, dans l'articulation voisine, les mouvements auxquels ce muscle est préposé. C'est là le seul moyen de faire disparaître les changements pathologiques survenus dans les fibres striées, et de réveiller la contractilité. *Le repos atrophie les muscles, le mouvement les régénère.*

Nous devons à Gussenbauer (1) l'observation suivante, qui ne laisse aucun doute à cet égard :

Une dame atteinte depuis des années de douleurs violentes partant des trois dernières vertèbres cervicales pour s'irradier vers l'épaule, le bras et l'avant-bras droits, souffrait tellement au moindre mouvement qu'elle était obligée de porter le bras en écharpe. Le sommeil n'était possible

(1) *Loc. cit.*

qu'avec des narcotiques. Les accès douloureux amenaient une surexitation telle que le médecin qui la soignait soupçonnait une affection du système nerveux central. Tous les traitements, même l'électricité, étaient demeurés inactifs, la malade prétend que les courants ont aggravé son état.

Gussenbaüer constate, à son premier examen, que tout le côté droit de la nuque, tous les muscles de la région épineuse ainsi que le deltoïde sont gonflés, infiltrés et présentent de place en place des nodosités beaucoup plus dures que le reste du tissu musculaire; de plus une roideur très marquée de l'articulation scapulo-humérale, beaucoup moins prononcée dans le coude et le poignet, due vraisemblablement au repos prolongé du membre. Il s'agit donc d'une myosite chronique avec toutes ses conséquences.

Après quinze jours de massage, les douleurs et le gonflement ont complètement disparu, le bras a recouvré tous ses mouvements.

On obtient des résultats aussi complets dans l'atrophie musculaire, à la condition qu'elle ne soit pas due à une affection médullaire, ainsi que dans les douleurs aiguës rhumatismales de la masse sacro-lombaire lumbago (Hexenschuss des Allemands) et du sterno-mastoïdien (torticolis) attribuées par certains auteurs à la présence d'un exsudat entre les fibres musculaires, par d'autres à une coagulation partielle de la musculine. Au surplus, le massage est un remède populaire contre ces douleurs, seulement on attribue au liniment le résultat qui n'est dû qu'à la friction. Les médecins eux-mêmes recommandent depuis longtemps le massage dans le torticolis et le lumbago, tels sont Martin, Bonnet, Stromeyer, puis Wagner (1), Graham (2),

(1) *Loc. cit.*
(2) *Loc. cit.*

Mullier, Schreiber (1), etc. Dans les cas aigus, les séances répétées deux fois par jour, consistent en un effleurage prolongé, suivi d'un léger pétrissage ; pour les cas chroniques, une seule séance par jour suffit, mais il faut recourir à un fort pétrissage accompagné de tapotements. D'ailleurs tous les modes de tapotement peuvent trouver ici leur emploi, mais il faut se rappeler ce que nous avons dit plus haut, le meilleur instrument est encore la main. Dans l'atrophie musculaire des anémiques, on débute par les tapotements pour terminer par l'effleurage centrifuge. Cette manœuvre a pour but de laisser plus longtemps le sérum du sang en contact avec les fibres musculaires, et en effet le tapotement provoque un afflux de sang dont l'effleurage centrifuge retarde le départ. Dans certains cas, il est bon d'associer l'électricité aux manipulations qui précèdent.

4° *Affections des gaines tendineuses et des bourses séreuses.*

La situation superficielle des organes que nous allons envisager dans ce chapitre fait prévoir que le massage pourra avoir sur eux une action énergique. Ici encore l'expérience prouve que les mouvements qui sont douloureux sans le massage le deviennent beaucoup moins grâce à ce dernier ; en outre, de nuisibles qu'ils étaient, ils deviennent un des facteurs du traitement.

Dans l'inflammation aiguë des gaines tendineuses, on pratique un effleurage de quinze minutes suivi de quelques mouvements passifs ; l'application d'un bandage légèrement compressif termine la séance. Cette

(1) *Loc. cit.*

méthode constitue le meilleur traitement de la ténosite du poignet, mais on doit s'en abstenir lorsque l'inflammation de la peau et du tissu cellulaire sous-cutané, ainsi que les symptômes généraux, indiquent un commencement de suppuration. Dans ce dernier cas, on devra attendre la fin du stade aigu et réserver le massage et les mouvements pour achever la résorption des exsudats. Mêmes recommandations pour les inflammations des bourses muqueuses sous-cutanées.

Les considérations dans lesquelles nous sommes entré à propos de l'hydarthrose s'appliquent également à l'hydropisie des gaînes tendineuses. Le massage est un remède ancien et bien connu de l'affection qu'on nomme dans le langage courant « *un ganglion* » et que le public désigne sous le nom « *d'effort* » ; ce n'est autre chose qu'une dilatation partielle de la gaîne tendineuse venant faire hernie sous la peau. Si la poche ne contient qu'un liquide visqueux, kystique, le massage arrive rapidement à faire disparaître la tumeur. Mais exceptionnellement on peut y rencontrer des petits corps fibreux de consistance cartilagineuse, qu'on ne peut dissoudre qu'à la longue. Il serait inutile d'employer, dans ce cas, la violence qui n'aboutirait qu'à produire des extravasations sanguines. Le traitement vulgaire, qui réussit souvent, consiste à écraser le kyste avec le pouce ou un corps contondant, mais il produit des contusions et peut provoquer une inflammation consécutive. Lorsque la tumeur est trop volumineuse pour être écrasée par les doigts, il faut la ponctionner ou l'inciser et pratiquer le massage lorsque la plaie cutanée est cicatrisée. Si on néglige cette dernière précaution le kyste se reproduit. Le massage paraît également indiqué dans la rétraction des gaînes tendineuses.

Lorsque l'hydropisie des gaînés n'est pas justiciable

du traitement chirurgical, pour un motif quelconque, par exemple quand, par exception, elle siège à l'avant-bras, et qu'on ne peut pratiquer l'incision, le massage devient le seul traitement rationnel.

Les hydropisies chroniques des bourses muqueuses doivent être traitées par le massage suivi d'une légère compression élastique (bandage de Martin) (1).

Nous avons parlé, à propos des arthrites et de leurs conséquences, de l'action favorable du massage. Tout ce que nous avons dit à ce sujet s'applique aux rétractions des muscles, des tendons et des aponévroses. On sait que leur cause la plus fréquente est la présence d'un tissu cicatriciel, que le massage rendra plus souple et plus élastique, en activant la circulation des humeurs normales, surtout si on y ajoute une gymnastique locale appropriée. Dans la rétraction de l'aponévrose palmaire de Dupuytren, consécutive à des cicatrices de la main, le traitement médical et chirurgical ne font souvent qu'aggraver la situation. Or, quelque restreints que soient les effets du massage, ils auront une grande importance lorsqu'il s'agit d'un appareil aussi utile que la main. Le manuel opératoire consiste en effleurage de deux ou trois minutes, fréquemment renouvelé, sur le tissu cicatriciel. Si la cicatrice est sous-cutanée on pratique un effleurage violent, accompagné d'un pétrissage profond avec les extrémités des deux pouces juxtaposées. Le massage des cicatrices cutanées doit être pratiqué doucement, les mains doivent êtres enduites d'un corps gras, afin d'éviter les déchirures. Le nombre des séances est de trois à quatre par jour ; entre chacune d'elles on pratiquera des mouvements forcés actifs et passifs.

Le taxis des hernies étranglées n'est autre chose

(1) Voir page 105.

qu'un massage (souvent pratiqué sans méthode et beaucoup trop peu de douceur). On sait qu'ici les bains chauds sont d'un secours précieux, comme dans beaucoup d'autres cas tributaires du massage.

Thiry l'emploie pour arrêter le développement de vieilles hernies qui tendent à augmenter. Cet auteur a pu guérir par un traitement de quatre mois (frictions et pétrissage) une hernie datant de vingt ans et descendant jusqu'au genou.

Outre les affections chirurgicales que nous venons de passer en revue, il en est un certain nombre d'autres dans lesquelles le massage pourra être indiqué, bien qu'actuellement nous ne soyons pas en mesure d'apprécier d'une manière exacte les résultats qu'il est susceptible de donner.

D'après Starke, le massage peut rendre de grands services dans le traitement des varices et des ulcères variqueux; ce même auteur est très partisan du massage dans les fractures. Nous n'avons, au sujet du massage des varices, aucune expérience personnelle, nous allons nous borner à citer textuellement la méthode de Starke, à défaut d'autre document :

« J'ai employé avec succès dans le traitement des varices, la compression méthodique des vaisseaux sanguins et lymphatiques, précédée d'une douche que j'applique sur la jambe levée en l'air, le sujet étant couché sur le dos, me basant sur cette idée qu'il est essentiel de dégorger les veines, de rendre aux éléments musculaires de leurs parois leur contractilité (autant que cela se peut après les périphlébites qui accompagnent toujours les varices). Après avoir obtenu ce premier résultat, je fais porter un bas élastique bien ajusté pour empêcher un nouvel afflux sanguin dans les dilatations variqueuses.

« J'ai guéri par ce procédé des personnes qui gardaient le fauteuil depuis des mois ; après mon traitement, elles ont pu faire de longues promenades, et même des excursions dans les montagnes, alors qu'avant elles avaient peur du moindre mouvement.

« Le massage assouplit les cicatrices des ulcères variqueux, les détache de leurs adhérences avec les couches sous-jacentes, et par suite les rend plus résistantes. On peut, chez les personnes soigneuses éviter, par ce procédé la déchirure si fréquente des cicatrices. »

Au sujet des fractures, voici comment Starke s'exprime :

« A la première visite, immédiatement après l'accident, on comprime le siège de la fracture avec des bandes de caoutchouc, qu'on laisse en place tant que le blessé peut les supporter, depuis une demi-heure jusqu'à deux et même quatre heures. Puis par un massage centripète on fait rapidement disparaître les ecchymoses. On opère alors la réduction et on applique un appareil plâtré. La plupart des chirurgiens négligent de pratiquer de temps à autre des mouvements du membre blessé, pour éviter de nouvelles douleurs, et aussi, soyons francs, pour ne pas avoir à renouveler l'appareil. Avec un peu d'habitude on arrive à sortir tous les jours le membre de sa gouttière plâtrée (1), sans provoquer grande douleur, si l'extension est bien faite par un aide. Cette précaution permet de vérifier chaque jour la situation des fragments et présente les plus grands avantages dans les fractures voisines des articulations, accompagnées d'un épanchement sanguin intra-articulaire. Dans ce dernier

(1) Starke pose le membre dans une gouttière de plâtre qui le moule très exactement et qu'on peut facilement retirer et remettre selon les besoins.

cas, je fixe préalablement la fracture et fais exécuter à
l'articulation tous ses mouvements ; j'obtiens ainsi des
guérisons plus complètes qu'autrefois avec le traitement classique. Je recommande ce procédé dans les
fractures de l'apophyse styloïde du radius compliquées
d'épanchement sanguin dans l'articulation radio-car-
pienne, dans les fractures du péroné où l'examen de
l'os évitera un raccourcissement suivi d'un renverse-
ment définitif du pied en dehors (valgus). »

L'utilité des mouvements passifs précoces est également reconnue par Menzel (1) pour les fractures du radius, par Schede (2) pour les fractures de l'olécrane et
de la rotule. En ce qui concerne ces deux dernières
fractures, le massage trouvera toujours son application.

On cherchait autrefois à provoquer la formation
d'un cal osseux, et dans la plupart des cas sans y
parvenir. La chose était même regardée comme impossible : Malgaigne raconte que Pibrac offre cent
louis à celui qui pourra lui montrer une consolidation
osseuse de la rotule. Hamilton (3) avoue que dans sa
pratique il n'en a pas rencontré une seule, sur
127 fractures de la rotule qui ont passé dans son service.

Lorsqu'on eut acquis la conviction que le cal fibreux
était aussi résistant et souvent plus solide que le cal
osseux on chercha à avoir entre les deux fragments
un écartement aussi faible que possible. Mais on ne
tarda pas à remarquer que l'articulation du genou ne
recouvrait l'intégrité de ses mouvements que lorsque

(1) Menzel, *Centralblatt für Chir.*, 1877, n° 2.
(2) M. Schede, *Zur Behandlung der querbrüche der Patella und
des Olecranon; Langenbeck's Archiv für klin. Chir.*, 1877, n° 42,
p. 657.
(3) Hamilton, *Fracture of the patella.* New-York, 1880; *Langenbeck's Arch. für klin. Chir.*, 1880, p. 668.

le ligament fibreux avait une certaine largeur. Hamilton, Schede, Maydl (1) et Watson (2) citent des cas dans lesquels avec un écartement de 4, 5 et même 6 centimètres, l'articulation a recouvré à peu près toutes ses fonctions. D'autre part, dans bien des cas traités par la méthode ordinaire, le genou n'a pas recouvré toute sa force ; le moindre obstacle fait trébucher le patient.

A quoi tiennent des résultats aussi différents, après la guérison des fractures de la rotule ? Nous trouvons la réponse dans le travail si complet de Maydl sur les fractures transversales : *L'impuissance du membre qui succède souvent aux fractures de la rotule n'est due ni à la mollesse ni à la largeur du tissu fibreux interposé entre les deux fragments, mais généralement à l'atrophie des muscles fémoraux, notamment du triceps, à la roideur articulaire, à l'ankylose, à des produits de nouvelle formation.* Le même auteur ajoute qu'on doit s'appliquer bien plutôt à éviter ces dangers qu'à chercher une consolidation osseuse, ou à diminuer l'écartement des fragments, dans le but d'avoir un cal fibreux très étroit.

L'atrophie du triceps est due surtout à l'immobilisation prolongée ; la roideur ou l'ankylose sont le résultat d'une inflammation de la synoviale provoquée par le traumatisme ou par un épanchement sanguin dans l'articulation. Or ce que nous savons du massage nous permet de prévoir qu'il aura raison de l'atrophie, et qu'en hâtant la résorption de l'épanchement, il fera disparaître la synovite.

(1) Maydl, *Ueber subcutane Muskel, und Sehnenzerreissungen, sowie Rissfracturen ;* III, *querfractur der Patella; Deutsche zeitschrift für Chirurgie.* B. XVIII, 1 et 2 , p. 35.
(2) Watson, voir Maydl.

Mezger, Berghman (1), Berglind, Rossander, Bolin et Walmark qui ont pratiqué le massage dans le traitement des fractures transversales de la rotule, se sont appliqués à conserver les mouvements du genou, sans s'inquiéter des dimensions qu'aurait le ligament de consolidation. La méthode à employer consiste en un fort effleurage de l'articulation et des muscles de la cuisse. Au bout de quelques jours, on peut commencer les mouvements actifs et passifs, en ayant soin de faire fixer les fragments par un aide. On peut, à la fin de la première séance, engager le malade à faire quelques tentatives pour marcher, après lui avoir appliqué l'appareil de Schede.

Cet appareil consiste en une solide attelle postérieure allant du pied à la fesse, et présentant une charnière au niveau du genou. Cette articulation de l'attelle permet un jeu de 20 degrés, la flexion de la jambe sur la cuisse ne pourra donc pas être moindre de 160°, peu à peu on pourra augmenter l'amplitude de ces mouvements. Mezger se borne à appliquer un bandage roulé sur tout le membre inférieur.

Berglind cite l'observation suivante, d'un cas de fracture rotulienne traité par Mezger (2).

Un officier supérieur russe, à la suite d'une fracture transversale de la rotule, présentait une ankylose partielle du genou, assez prononcée pour compromettre sa carrière. — Berghman, après avoir pratiqué le massage sans aucun résultat, adressa son malade à Mezger qui déclara l'ankylose définitive. Or, peu après, l'officier fit une nouvelle chute dans laquelle il se fractura la rotule en trois fragments. Cette nouvelle fracture fut traitée par le massage et les mouvements pratiqués presque au début; en trois mois,

(1) *Loc. cit.*
(2) Voir Berglind, *loc. cit.*

Mezger guérit complètement le blessé qui put reprendre son service.

En résumé, le massage a pour but d'éviter l'atrophie et la dégénérescence graisseuse du triceps crural, et d'empêcher l'arthrite en faisant disparaître les épanchements sanguins intra-articulaires. Quelques auteurs tels que Schede (1), Kocher (2) et Wolkmann (3) conseillent la ponction de la synoviale suivie ou non d'un lavage antiseptique. C'est là un procédé qui n'est pas à la portée de tous les praticiens, et que le massage remplacera avantageusement.

Maydl, dans son étude sur les fractures de la rotule, s'élève contre l'emploi du massage, parce que le nombre des cas traités par cette méthode est encore trop restreint, et qu'en outre, il craint qu'exercé par un masseur inhabile il ne devienne très dangereux. La première objection prouve que la méthode a besoin qu'on l'étudie encore, d'autant mieux que jusqu'à ce jour elle n'a amené aucune suite fâcheuse. Quant à la seconde objection, elle s'applique à tous les traitements : une main inexpérimentée ne sera-t-elle pas plus à craindre lorsqu'elle pratiquera les ponctions de l'articulation dont nous parlions tout à l'heure?

Le reproche qu'on pourrait peut-être adresser au massage, c'est d'exagérer l'écartement des fragments, mais nous avons vu qu'il vaut infiniment mieux avoir un cal fibreux large qu'une ankylose ou même une roideur articulaire ; le premier ne gêne en rien les fonctions du membre, et au surplus il restera toujours

(1) Schede, *loc. cit.*
(2) Kocher, *Zur Behandlung der Patella fractur; Langenbeck s Arch. für Chir.*, 1880, p. 321.
(3) Wolkmann, *ibid.*, p. 385.

la ressource de la suture osseuse grâce au pansement de Lister, tandis que l'ankylose du genou résultant du traitement ordinaire est à peu près sans remède.

Les fractures de l'olécrane doivent être traitées par la méthode que nous venons de décrire, car il est urgent d'éviter l'ankylose du coude et l'atrophie des muscles du bras. Le mode de consolidation étant le même que pour les fractures de la rotule, nous ne reviendrons pas sur les détails dans lesquels nous sommes entré à ce sujet. Rossander et Sellberg ont obtenu plusieurs guérisons par le massage et les mouvements précoces. Schede recommande de changer souvent le bandage et de pratiquer de bonne heure les mouvements passifs. C'est qu'en effet, ici comme pour la rotule on doit s'inquiéter beaucoup moins de la dureté du cal que des fonctions de l'articulation et de l'intégrité des muscles.

Jones a employé le percuteur de H.-O. Thomas dans trois cas de fracture (radius, cubitus, col de l'humérus) qui n'étaient pas consolidées après deux, trois et douze mois de traitement. Son procédé consiste à pratiquer au niveau de la fracture des tapotements, soit très doux et tous les jours, soit beaucoup plus violents et à intervalles réguliers. Les fractures ont guéri en huit, quatre et neuf semaines. Cette méthode est à rapprocher de l'accupuncture et des excitants cutanés, son principe est le même : une révulsion qui provoque de nouveaux phénomènes congestifs.

Quant aux frottements des fragments l'un sur l'autre, ce n'est autre chose qu'un massage.

L'immobilité n'est donc pas l'unique traitement des fractures, on pourrait presque dire qu'il n'est pas absolument favorable au développement de l'exsudation qui doit fournir les matériaux du cal. Nous sommes convaincu qu'un massage précoce habilement pratiqué, accompagné de mouvements passifs, ne saurait produire une pseudarthrose.

Bruberger (1) conseille l'emploi du massage dans les luxations, une fois la réduction obtenue, pour hâter la disparition des ecchymoses et la résorption des épanchements sanguins profonds. D'après cet auteur, on diminue considérablement par l'effleurage et les frictions, les chances d'une arthrite consécutive. Notre expérience personnelle nous permet d'affirmer que le massage et la gymnastique articulaire rendent rapidement à l'articulation luxée tous ses mouvements. Cette dernière méthode est la seule qui ait quelques chances de succès dans les luxations spontanées à récidives habituelles.

Weissemberg (2) combine le massage et les bains salins pour combattre les engorgements ganglionnaires d'origine scrofuleuse. Il obtient ainsi de meilleurs résultats qu'avec les bains salins seuls. Nous avons employé avec succès ce traitement contre les adénites de la région cervicale. Körlb pratique d'abord une injection iodée dans le paquet ganglionnaire, puis, une fois les phénomènes de réaction disparus, il fait trois ou quatre séances de massage. Les expériences de Lassar, dont nous avons parlé précédemment, expliquent parfaitement cette action du massage, à la condition que l'inflammation du ganglion ne soit pas arrivée à la période de suppuration.

Mezger traite la téléangiectasie de la façon suivante : il comprime la veine dilatée pour amener un engorgement des capillaires qu'il déchire immédiatement par de fortes pressions centripètes. Bien que cela ne soit

(1) *Loc. cit.*
(2) *Loc. cit.*

pas nécessaire, il fait plusieurs séances. La déchirure des vaisseaux a pour conséquence une ecchymose souvent accompagnée d'une inflammation qui, provoquant une induration du derme et des tissus sous-jacents, s'oppose aux récidives. Quant à l'ecchymose, quelques frictions la font rapidement disparaître. La déchirure se produit très facilement quand on peut presser le vaisseau entre les doigts et un plan résistant : c'est ainsi que pour combattre les dilatations variqueuses du nez, on introduit dans les narines un cylindre d'ivoire sur lequel on s'appuie pour masser.

Bardinet combat les rétrécissements de l'urèthre par une sorte de massage interne : après avoir fait franchir à la bougie uréthrale les différents rétrécissements, il la retire et l'enfonce de nouveau en lui imprimant des mouvements de rotation, combinés avec ceux de va-et-vient. Lorsque la sonde serrée d'abord passe plus facilement (résultat obtenu par 10 à 30 déplacements), on introduit une autre d'un numéro plus élevé. Bardinet prétend, par ce procédé, guérir beaucoup plus vite les rétrécissements que par la dilation ordinaire. Mais sa méthode doit exposer davantage aux accidents du cathétérisme : fièvre, hématuries, etc., etc.

III

EMPLOI DU MASSAGE EN OBSTÉTRIQUE

Tout nous porte à croire que l'emploi du massage en obstétrique est aussi ancien que l'accouchement lui-même. Et en effet, il est impossible de découvrir dans l'histoire, si loin que remontent les recherches, le nom du médecin qui, le premier, a indiqué une méthode si importante. Or, il est à peu près certain que

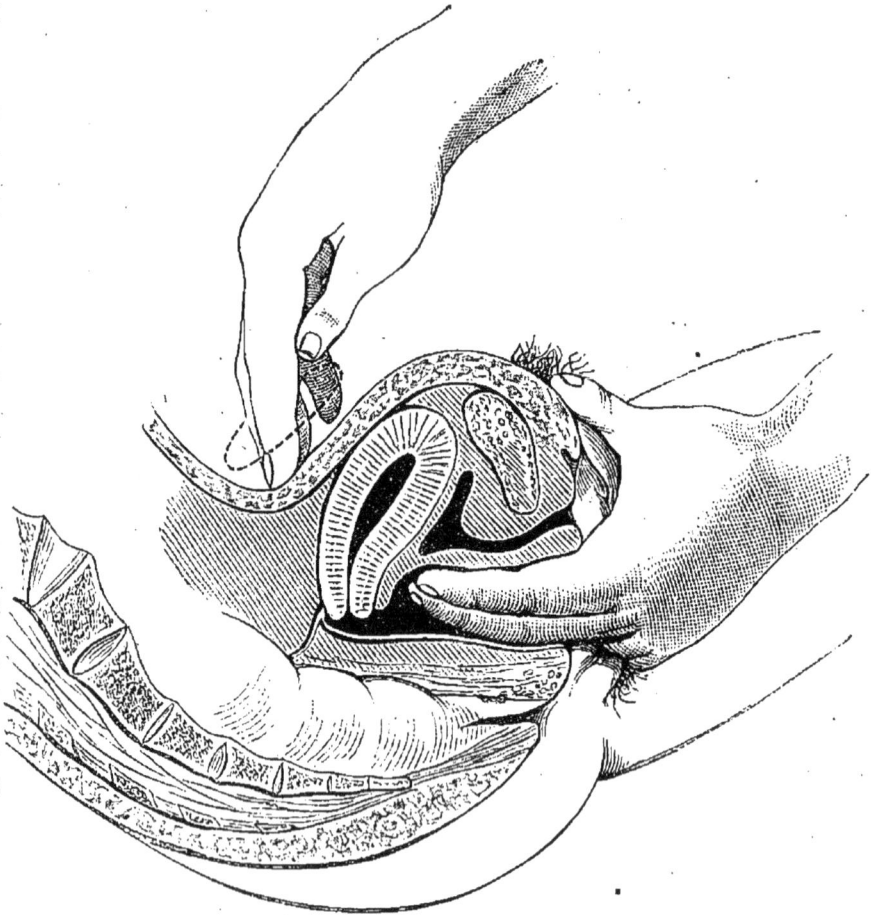

Fig. 41. — Massage combiné de l'utérus.

le promoteur de pratiques si utiles pour réveiller les contractions utérines, serait cité dans tous les ouvrages spéciaux, si son nom n'était perdu dans la nuit des temps.

D'ailleurs, en observant la façon dont se passent, de

nos jours, les accouchements chez les peuples sauvages,
on peut déduire par analogie, que le massage utérin a
été pratiqué dans les temps les plus reculés. Car, selon
la remarque de Bukle, les croyances et les pratiques

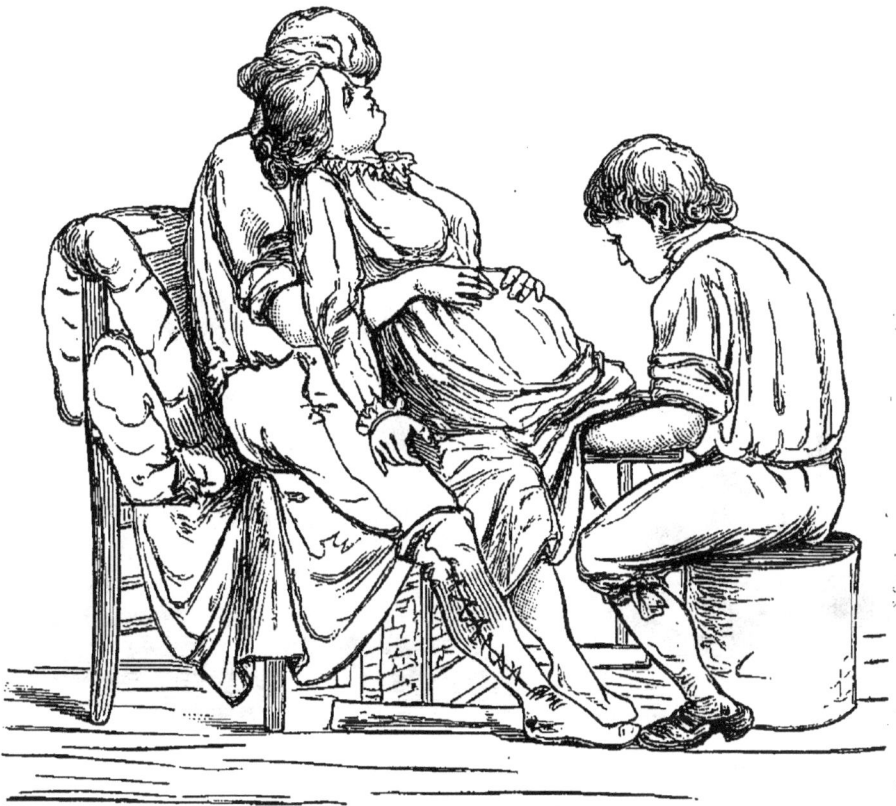

Fig. 42. — Délivrance (Amérique du nord) (Engelmann).

sont les mêmes chez tous les peuples à l'état primitif, à
quelques légères nuances près.

Engelman, Mallat, Leclerc, Krebel, Hureau de Villeneuve et Ploss nous fournissent les détails les plus
complets sur l'accouchement chez les sauvages et les
peuples peu civilisés. Tous ces auteurs s'accordent à
reconnaître que les frictions abdominales et l'expression

utérine sont de tradition pour aider l'expulsion du fœtus.

A plus d'un point de vue, ces peuples sauvages sont plus prudents que nous, ils n'introduisent jamais la main dans l'utérus, et, de plus, ils sont arrivés à une rare perfection dans leurs manœuvres. La fièvre puerpérale est inconnue chez eux. Le Dr Penn, qui a étu-

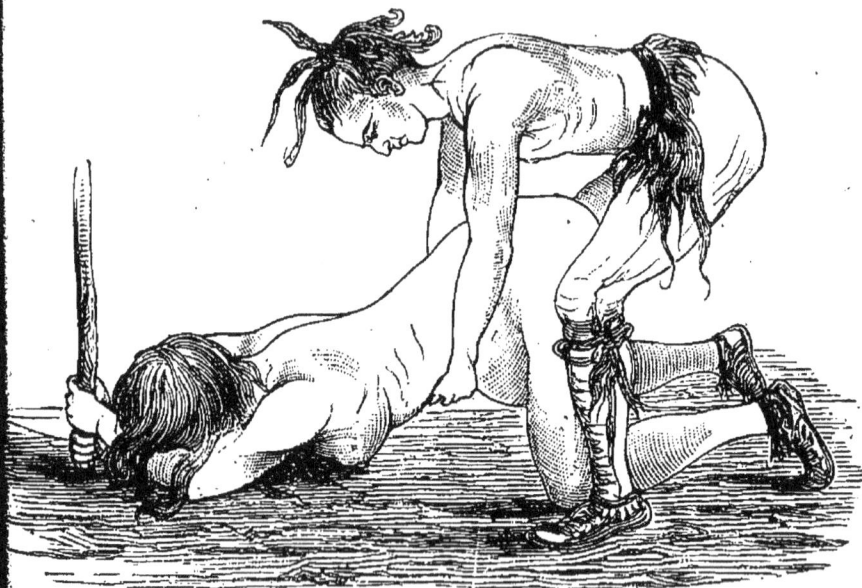

Fig. 43. — Massage et expression (femme Kulenaï) (Engelmann).

dié leur procédé, tout en le jugeant sévèrement, est forcé de reconnaître que « la guérison a toujours été très rapide; aucune complication, la métrite, l'ovarite sont des exceptions. »

Nous devons à Engelman la description de l'accouchement chez les Indiens ; voici comment les choses se passent au Mexique :

La femme, à genou sur un lit dur, se cramponne à une corde qui descend du plafond : deux matrones sont chargées de la masser. La plus âgée s'agenouille en face de la parturiante frictionne fortement l'utérus, pétrit les parties génitales et masse le périnée, pendant que la plus jeune, accroupie derrière la femme

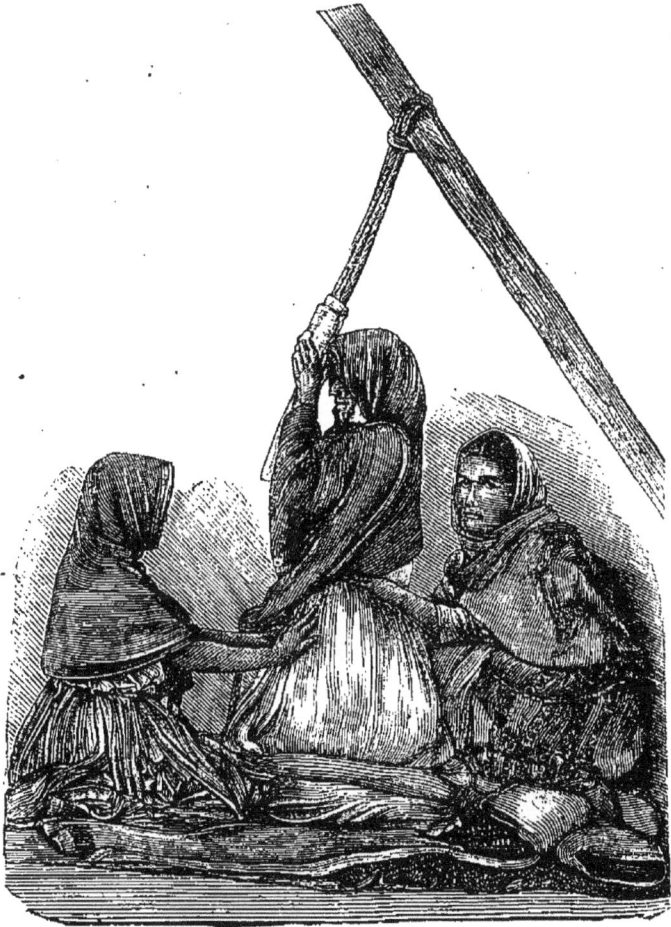

Fig. 44. — Massage de l'utérus gravide au Mexique (Engelmann).

se livre à un vigoureux massage des reins, des hanches et du fond de l'utérus.

Mallat a constaté les mêmes pratiques aux îles Philippines ; Leclerc, en Kabylie. D'après Krebel, les ma-

nœuvres externes jouent un grand rôle dans l'accouchement chez certaines tribus peu civilisées des con-
fins de la Russie. En résumé, partout le principe se
retrouve, la civilisation seule a introduit quelques per-
fectionnements dans les détails. En outre, le massage

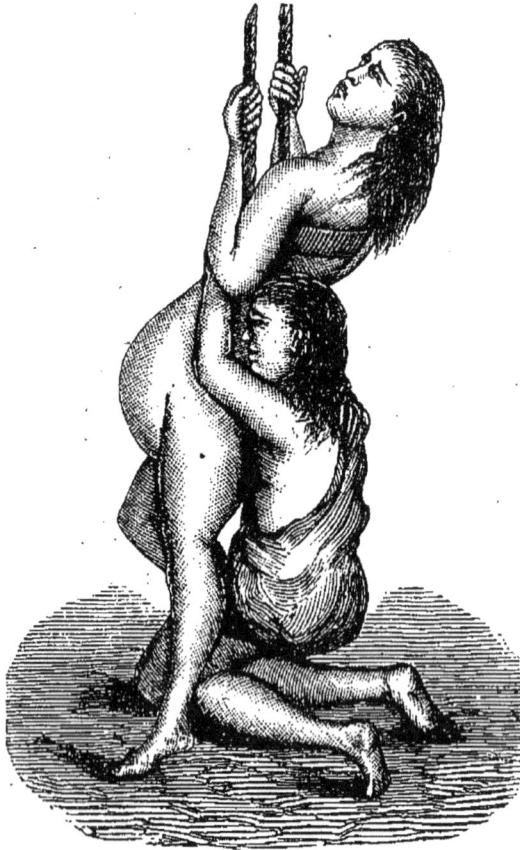

Fig. 45. — Massage dans les accouchements laborieux à Siam
(Engelmann).

sert à hâter la délivrance, Engelman cite de nombreux
exemples qui prouvent que c'est par l'expression utérine que les peuples sauvages provoquent l'expulsion
de l'arrière-faix.

Nous pouvons donc conclure que :

Le Massage.   î

Le massage, l'expression et toutes les manœuvres externes ont été reconnues de tout temps comme les meilleurs adjuvants de l'accouchement normal ou non.

Bien que le massage ait été employé plus longtemps en obstétrique qu'en thérapeutique, il a fini par être complètement délaissé. Ce n'est que de nos jours, après des siècles d'oubli, qu'il a été remis en honneur par Wiegand, Busch, Seifert, Cazeaux, Braxton, Hicks, Wright, Kristeller et Credé.

Les études récentes sur l'infection puerpérale prouvent que l'accoucheur doit s'abstenir le plus possible d'introduire sa main dans l'utérus ; or, dans bien des cas, les manœuvres extérieures pourront l'en dispenser.

Actuellement, le massage est employé : 1° pour réveiller les contractions ; 2° pour rectifier les positions vicieuses ; 3° pour faire la délivrance (méthode de Credé) ; 4° pour arrêter les hémorrhagies après l'accouchement.

1° *Action du massage sur les contractions utérines.* — Quand on palpe un utérus gravide pour chercher à reconnaître la position ou pour un motif quelconque, on le voit immédiatement se contracter, même sous l'influence d'un simple attouchement. Or, comme cette contraction s'accompagne d'une légère douleur, elle ne pouvait passer inaperçue, même chez les peuples les plus primitifs ; de là au massage, il y avait qu'un pas : il fut vite franchi.

De nos jours, le massage n'est guère employé pour réveiller les douleurs que par les sage-femmes, les accoucheurs préfèrent le seigle ergoté, les bains chauds et même le forceps quand les douleurs sont trop faibles. Des manœuvres faites méthodiquement peuvent éviter bien des applications de forceps et partant bien des cas d'infection putride.

La méthode, imitée de celle que nous avons vu pratiquer par les Indiens, mise il y a quelques années à
l'ordre du jour par Kristeller sous le nom de *méthode
par expression*, n'est autre chose qu'un massage de
l'utérus (effleurage, massage à frictions, pétrissage).
Voici en quoi elle consiste :

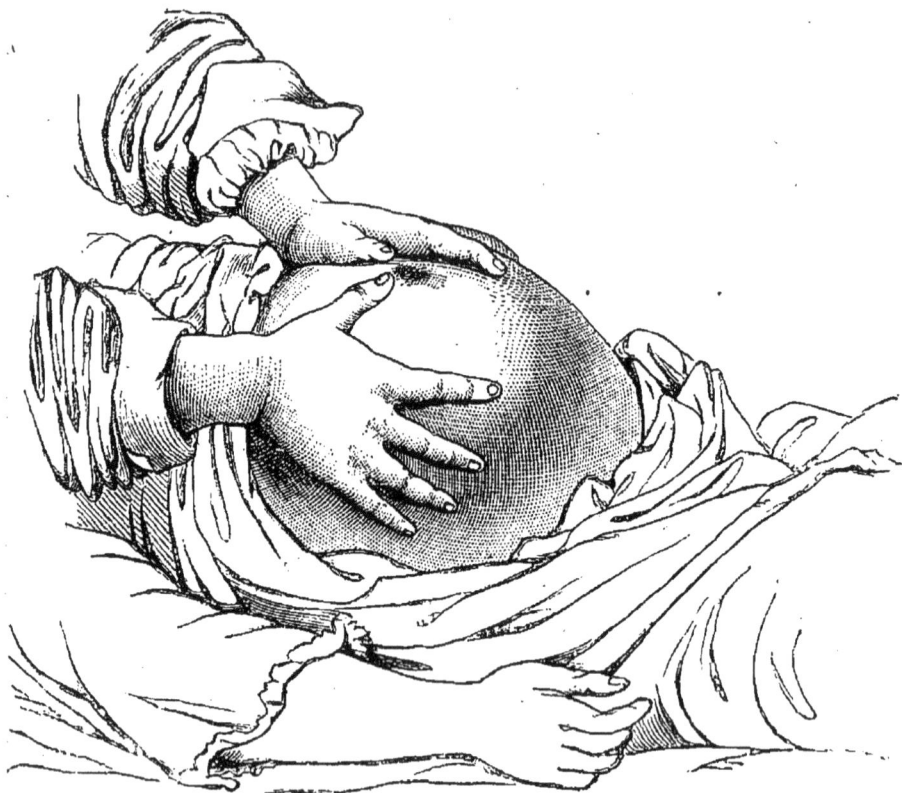

Fig. 46. — Méthode d'expression de Kristeller.

La femme étant couchée sur le dos, on rapproche
le plus possible l'utérus de la paroi abdominale en
repoussant sur les côtés les anses intestinales. Puis on
saisit le fond de la matrice avec les deux mains posées
à plat, les pouces en arrière le long des crêtes iliaques. Alors, par quelques frottements très doux on

cherche à provoquer une contraction; si on réussit, on presse un peu plus fortement de haut en bas, pendant quelques secondes (5 à 8) ou jusqu'à ce que la douleur ait cessé. Après quelques minutes de repos (1 à 3) on recommence la même manœuvre, et cela 10, 20 et même 40 .fois. Cette méthode, qui a pour but d'imiter la nature, a le double avantage de provoquer les contractions utérines et de faciliter l'expulsion du fœtus. Il suffit de sentir la tête par le toucher vaginal, pendant qu'on masse d'une seule main, pour s'assurer qu'elle progresse sous l'influence de ces manœuvres.

Il ne rentre pas dans le cadre de cet ouvrage d'apprécier les avantages et les inconvénients de la méthode par expression, pas plus que d'en rechercher les indications, il nous suffira de l'avoir signalée. En 1865, Fluck et Martin ont conseillé une méthode analogue pour faciliter l'expulsion totale, une fois la tête dégagée; elle a rencontré plus de partisans que celle de Kristeller.

Cette méthode peut s'appliquer à l'avortement et à l'expulsion des môles hydatiques. Il y a longtemps que Höning a conseillé le massage et l'expression dans l'avortement provoqué. Voici en quoi se résume sa méthode. Si l'utérus est en antéflexion, ce qui est le cas le plus fréquent, deux doigts sont introduits dans le vagin jusque dans le cul-de-sac antérieur, de façon à sentir le corps de l'utérus dont le contenu sera saisi à travers les parois abdominales par l'autre main qui la comprimera sur la face postérieure de la symphyse pubienne. Si l'utérus est en rétroflexion, les deux doigts seront portés dans le cul-de-sac postérieur.

L'expression ainsi pratiquée réussit très souvent; mais lorsqu'on n'a pu obenir l'expulsion après l'avoir employée quelque temps, on doit y renoncer, et avoir recours à l'effleurage et au pétrissage énergique pour exciter les contractions utérines.

Engelmann raconte que les peuples sauvages ont recours au massage et à l'expression utérine dans l'avortement. Beaucoup de peuplades peu civilisées de l'Amérique activent les fausses couches en frottant le ventre de la parturiante, ou même en le tapotant avec les poings. Ces mêmes pratiques se retrouvent chez les indigènes du plateau central de l'Asie, chez les montagnards de la Sierra-Leone ainsi que chez la plupart des peuples qui vivent isolés et un peu à l'écart de la civilisation.

2° *Action du massage sur les positions vicieuses.* — La version par manœuvres extérieures a été pendant longtemps le seul moyen de corriger les positions vicieuses. Siebold (1) a entendu raconter à son élève Mimazunga, médecin à Nangasaki que le grand accoucheur japonais Kagawa-Gen-Ets distingue, dans son livre intitulé *San-Ron*, sept variétés de manœuvres qu'il nomme *Ampokoe*. La sixième de ces variétés qui porte le nom de *Seita*, sert à rectifier les positions vicieuses par des frictions bi-manuelles allant des hanches à l'ombilic.

Les médecins hébreux et notamment Rahzès cherchaient à modifier les positions vicieuses du fœtus par des frictions et le pétrissage du bas-ventre. C'est une pratique qui s'est transmise d'âge en âge, et aujourd'hui encore, chez tous les peuples du Caucase et des bords de la mer Caspienne, certaines femmes ont la spécialité de préparer un bon accouchement par des manœuvres externes.

En Europe, au moyen-âge, on ne connaissait que

(1) Voir Schröder, *Lehrbuch der Geburtshilfe*. Bonn, 1874, IV auft, p. 295.

la version céphalique jusqu'à Ambroise Paré (1550). Les conseils donnés par Rueffiius (1) (1554) prouvent d'ailleurs, qu'à cette époque où l'on n'avait sur l'ana- tomie et la physiologie que des données incomplètes, on agissait absolument au hasard : « La matrone doit faire coucher la femme sur le dos, la tête basse, le siège élevé, puis elle place, assise ou debout, à droite et à la tête du lit, une femme qui a pour mission d'exercer sur le ventre des pressions et des frictions. L'accoucheuse, assise au pied du lit, examine les par- ties externes et doit être prête à saisir l'enfant par les cuisses ou le siège, dès que cela sera possible, afin de l'extraire à reculons, etc..... » Il fallait un concours de circonstances bien favorables pour mener à bonne fin des accouchements entrepris dans de semblables conditions?

La version podalique d'Ambroise Paré a fait tom- ber dans l'oubli toutes les manœuvres extérieures, jusqu'au commencement de ce siècle. Wiegand (1803) et après lui Seifert, Martin, Cazeaux, Wright, Braxton Hicks ont cherché à remettre en honneur les pratiques externes d'autrefois, dont les recherches de Semmel- wein sur l'infection purulente ont montré l'importance. Malheureusement il arrive souvent que le diagnostic exact de la position vicieuse n'est fait que lorsque la rupture de la poche des eaux ou l'engagement d'une épaule ne laissent plus qu'une ressource : la version podalique.

3° *Action du massage dans la délivrance.* — La mé- thode de Credé, identique à celle de Kristeller, consiste en un effleurage suivi de frictions et du pétrissage de l'utérus : la main posée à plat sur la matrice fait quel- ques légers frottements, surtout à la partie supé-

(1) Voir Schröder, *loc. cit.*, p. 301.

rieure. Dès qu'une contraction se produit, l'organe est saisi par une seule main ou mieux par les deux, et on peut faire coïncider avec le maximum de contraction un pétrissage de tout l'utérus dirigé-du fond de l'organe vers le sacrum. Le massage doit porter surtout sur l'insertion du placenta qu'il est facile de reconnaître parce

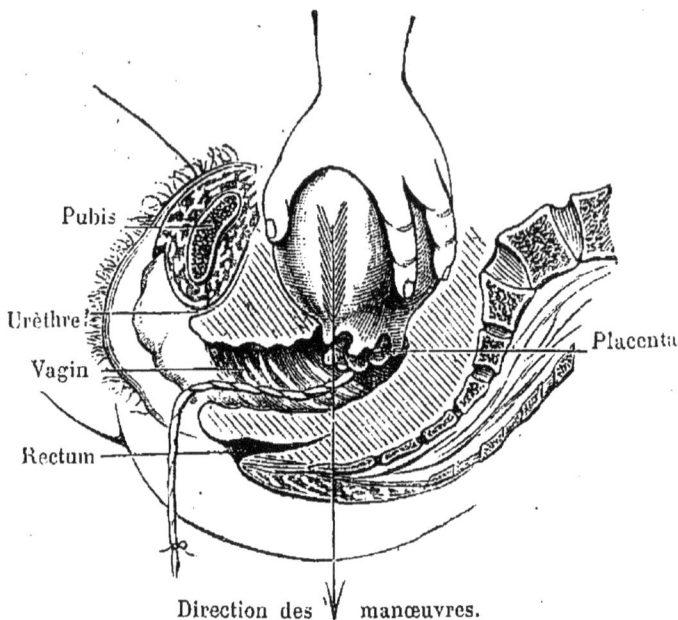

Pubis

Urèthre

Vagin

Placenta

Rectum

Direction des manœuvres.

Fig. 47. — Manipulation de Crédé (dessin d'après l'auteur).

que en cet endroit l'utérus est légèrement saillant et moins rigide.

C'est au congrès des sciences naturelles tenu à Königsberg en 1860, que Credé a exposé pour la première fois sa méthode, qui, en résumé, n'est que l'imitation de ce qui se passe chez les peuplades sauvages, comme nous l'a montré Engelmann. Plusieurs accoucheurs, entre autres Dohrn (1) et Runge (2)

(1) Dohrn, *Deutsche med. Wochenschrift*, 1881.
(2) Runge, *ibidem*.

ont exprimé la crainte qu'à la suite d'une expulsion
aussi brusque, il ne reste des fragments de placenta
dans l'utérus. Exécuté avec prudence, ce procédé, qui
est simple, facile et très actif, ne présente aucun danger; il évite souvent l'introduction de la main : on
devrait toujours l'essayer avant de recourir à un
autre moyen, qui d'ailleurs sera rarement nécessaire.
Au dire de Credé, depuis que sa méthode est appliquée
à la Maternité de Leipzig, les adhérences du placenta y

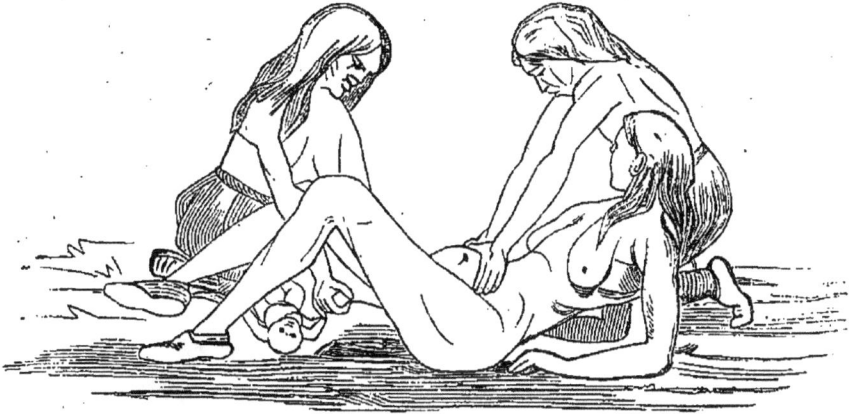

Fig. 48. — Délivrance chez les Indiens Pénimonie (Engelmann).

sont complètement inconnues. Il y a là une exagération évidente, mais il est incontestable que l'expression
favorise considérablement la délivrance, puisque sur
665 accouchements, Strassmann (1) n'a constaté que
deux cas dans lesquels la méthode de Credé a été im-
puissante.

Pratiquée avec cette prudente réserve, la manipulation de Crédé doit toujours être tentée avant tout
moyen de violence.

(1) Strassmann, *Monatsch. für Geburtskunde*, XIX. B., p. 132.

Engelmann raconte dans son ouvrage que les peuples primitifs en font un fréquent usage.

4° *Action du massage après l'accouchement.* — Le massage est un moyen très énergique d'arrêter les hémorrhagies dues à l'inertie de l'utérus après l'accou-

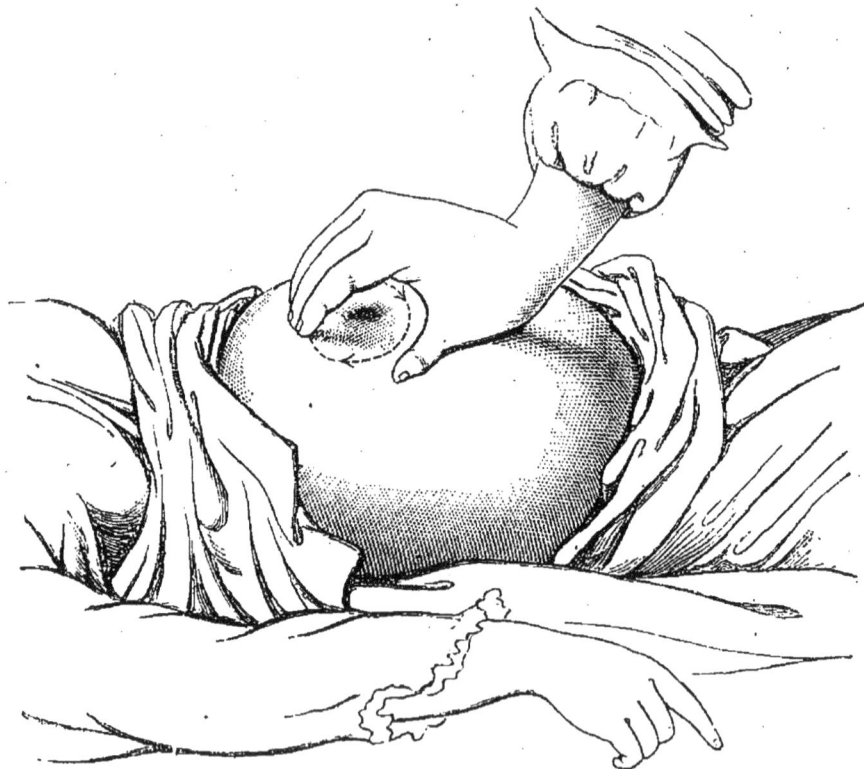

Fig. 49. — Position de la main dans le massage externe.

chement. Il y a dans ce cas deux manières de le pratiquer : la première est celle employée par la plupart des sages-femmes quelques heures après la délivrance, dans le but d'éviter les tranchées utérines ; malheureusement, comme il n'est pas toujours facile de délimiter l'utérus, la plupart des sages-femmes frottent au hasard, bien plus souvent sur la vessie ou l'intestin que sur l'utérus. Ce massage extérieur doit être fait de la manière suivante : le talon de la main appuyé sur la symphyse pubienne, les doigts recourbés embrassent le fond de l'organe exercent un effleurage très-doux autour du poignet comme centre. Le massage

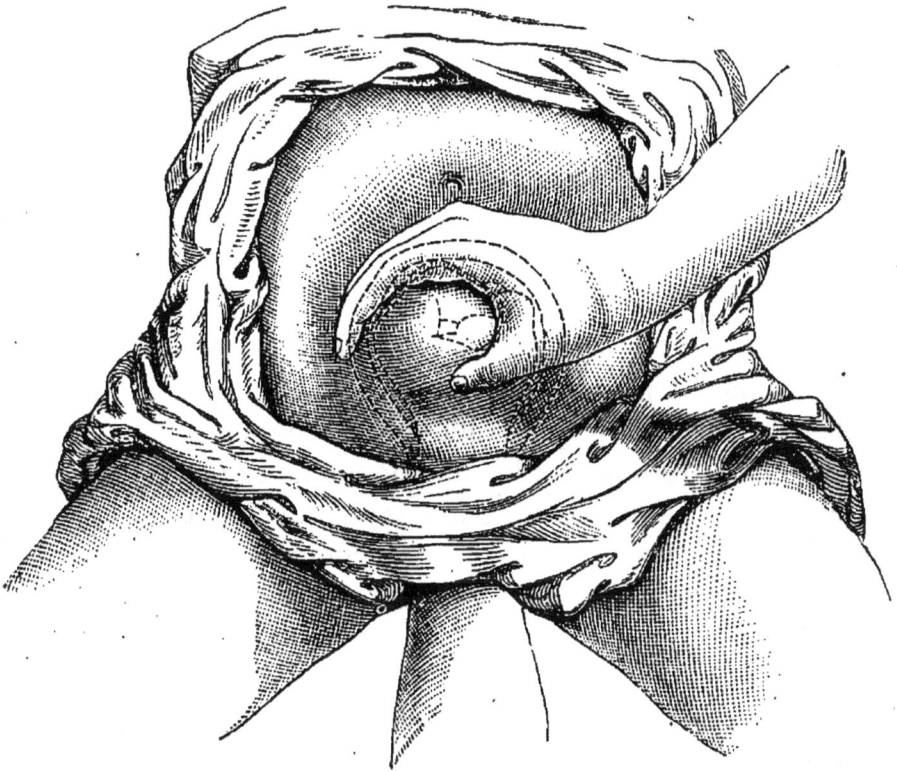

Fig. 50. — Massage bimanuel.

peut ainsi être exécuté très longtemps sans fatigue, il doit être fait à sec, afin que les doigts puissent saisir les parois abdominales et les pétrir. Ces manœuvres doivent porter sur le fond de l'utérus. La seconde manière ou massage bimanuel consiste à introduire le poing dans l'utérus et à masser les parois avec l'autre main, au dehors. On peut également chercher à fixer l'organe par le vagin, sans introduire la main jusque dans l'utérus.

Nous avons eu, dans un cas désespéré, l'occasion d'associer ce dernier procédé à la compression bimanuelle décrite par Fassbender (1) et Abater (2). Cette dernière est trop fatigante pour être continuée longtemps seule : En introduisant une main dans le cul-de-sac postérieur, tandis que l'autre est appliquée sur le fond de l'utérus, on peut pratiquer alternativement la compression et le massage.

Une hémorrhagie puerpérale après avoir résisté au seigle ergoté, aux irrigations froides et chaudes, au tamponnement, avait mis la malade dans un tel état d'anémie qu'on ne sentait plus le pouls, et qu'une terminaison fatale paraissait imminente. En une demi-heure la méthode combinée arrêta l'hémorrhagie ; il nous eut été d'ailleurs impossible, tellement nous étions courbaturé, de continuer plus longtemps le massage.

Les remèdes les plus connus contre l'hémorrhagie utérine sont, à côté de la compression, l'ergot de seigle et les injections chaudes et froides. Le premier est un médicament infidèle, dont la réputation est bien surfaite ; dans les cas urgents on emploie simultanément tous les traitements, et si l'hémorrhagie cesse, c'est toujours au seigle ergoté qu'on attribue l'honneur de la guérison, alors qu'il est bien probable que s'il eût été employé seul, le résultat eût été tout autre. Les injections constituent un remède beaucoup plus actif ; dans ces derniers temps, on a reconnu que les injections chaudes sont celles qui réveillent le mieux les contrac-

---

(1) Fassbender, *Ueber eine bimanuelle Compressionmethode zur Stillung von Blutungen aus Atonie des Uterus bei Neuentbundenen; Beiträge zur Geburtshilfe und Gynäkologie*, 1876, p. 146.

(2) Abater, *ibidem*, 1873.

tions de l'utérus. Mais leur action, outre qu'elle est moins énergique que celle du massage, n'est que momentanée; si on continue les injections, l'utérus se ramollit: Madelung (1) et Runge (2) ont observé qu'un courant d'eau chaude dirigé sur une plaie arrête l'hémorrhagie pendant quelques instants seulement, et finalement l'augmente plutôt qu'il ne la diminue. Runge cite un cas de métrorrhagie par inertie qui devint mortel à la suite de l'emploi prolongé d'injections d'eau à 50° centig. (40° R.) dans la cavité utérine. Les irrigations chaudes provoquent donc moins rapidement les contractions de la matrice que le massage, et de plus ne peuvent être continuées sans danger, tandis que l'emploi de ce dernier n'a d'autres limites que la fatigue du médecin.

Quant à la compression, nous avons vu qu'on avait tout avantage à la combiner avec le massage.

En résumé, *le massage est le moyen le plus simple et le moins dangereux de réveiller les contractions utérines, dans le but de hâter l'accouchement ou d'arrêter une hémorrhagie.* Il a de plus l'avantage de diminuer les chances de septicémie en évitant l'introduction de la main ou des instruments dans l'utérus.

Niehans a pratiqué le massage des seins de la périphérie au centre, dans les engorgements de de cette glande, afin d'éviter la formation d'abcès.

Gaunt traite par le même procédé l'engorgement du sein qui succède à l'accouchement.

Nous massons toujours le sein du sternum vers le creux axillaire, et nous nous en trouvons bien.

Les indurations du sein succédant à la lactation et

(1) Madelung, *Verhundlungen der Gesellschaft für Chirurgie*, IX. Congress, 1880, p. 8.
(2) Runge, *Arch. für Gynäk.* B. XIII, p. 123 et *Berl. klin. Woch.*, 1883, n° 2.

qui effraient tant les malades disparaissent par le massage.

Il n'y a ici qu'une manœuvre à utiliser, c'est l'effleurage.

Kochmann l'a employé dans un cas de phlegmatia
alba dolens par thrombose de la crurale formant tumeur dans l'aine. Les deux premiers jours, il a massé
tout le membre, le troisième jour la tumeur elle-
même, qui le douzième jour avait complètement disparu. Nous avons dit ailleurs ce que nous pensions à
cet égard : il est toujours imprudent de masser les
endroits qui sont le siège d'une thrombose.

IV

EMPLOI DU MASSAGE EN GYNÉCOLOGIE

Ce sont les auteurs français Laisné et Phélippeaux (1) qui les premiers ont préconisé le massage en
gynécologie. Leur exemple a trouvé peu d'imitateurs
chez les médecins. C'est un suédois, Thure Brandt,
étranger à la médecine, qui, dans les maladies des
femmes, a employé le massage sur une très vaste
échelle. Sa méthode, par les résultats incontestables
qu'elle a obtenus, a eu un grand retentissement.
Mais, comme nous allons voir, il est très important,
avant de se livrer au massage de l'abdomen et des organes qu'il renferme, d'avoir établi un diagnostic pré-

(1) Il y a là une légère erreur de la part de l'auteur : ni Laisné,
ni Phélippeaux, n'ont envisagé le massage au point de vue de la
gynécologie. Estradère le signala en quelques lignes (1863) ; il
faut venir jusqu'au mémoire de Norström (1876) pour trouver,
dans la littérature française, les premières applications du massage aux maladies des femmes.   (*Note du traducteur.*)

cis. Or Brandt n'étant pas en mesure de remplir cette condition, sa méthode devait laisser le public médical en défiance. Même en Suède, où le massage est un traitement très goûté, les manœuvres pratiquées par Thure Brandt sur le bassin n'ont pu s'imposer. Le professeur Malmsten (1) a qualifié d'indécences les pratiques auxquelles Brandt se livre sur les parties génitales de la femme, et, en effet, la méthode de Brandt blesse par trop la pudeur pour avoir des chances de succès. Les femmes s'y seraient difficilement soumises si le traitement avait pu être appliqué par un seul médecin; mais comme il exige le concours de deux praticiens, il devient presque inacceptable. D'ailleurs voici quel est le manuel opératoire : un masseur, les doigts introduits dans le vagin, soulève l'utérus et le fixe contre la paroi abdominale ; l'autre, opérant à l'extérieur, saisit l'utérus à travers cette paroi entre les pouces et les deux premiers doigts en se servant des deux mains. Alors, combinant leur action, les deux masseurs se livrent à des frottements, des tiraillements, des pétrissages qui ont pour but de résoudre les engorgements et de rompre les adhérences qui pourraient exister. Il n'est pas douteux que par un pareil procédé on a pu triompher d'affections rebelles à tout autre traitement, mais il est encore moins douteux qu'une méthode aussi brutale présente de fréquents dangers et qu'il ne faut rien moins que de longues souffrances, voire même le découragement, pour décider une femme à s'y soumettre.

Le docteur Peterson (2) a eu l'occasion d'examiner plusieurs malades traitées par Brandt et a constaté dans les parties génitales une sensibilité exagérée, de la

(1) Walter Berger, *loc. cit.*
(2) Peterson, *Hygiea*, XXXVII, 3 u. 4 ; Finsk, *Läkaresällsk forhandl*, 1875. Cf. Schmidt's, *Jahrbücher*, B. 166.

rougeur, du gonflement et souvent des douleurs très violentes. C'est assez dire que chez certaines femmes sensibles ce mode de traitement est loin d'être inoffensif. Aussi les médecins et les malades se refusent-ils en Allemagne à employer cette méthode brutale.

Néanmoins il serait injuste de ne pas reconnaître que le massage du bassin tel que le pratique Brandt a été suivi de succès dans un certain nombre de maladies telles que vieux engorgements du tissu cellulaire, hypertrophie de l'utérus, etc., etc. Aussi plusieurs médecins spécialistes se sont décidés à l'essayer en y apportant des modifications. En Suède Nissen, Asp, Norstrom, Hartelius et Pippinskold ont contrôlé la méthode, en ont fixé les indications, lui donnant ainsi une base scientifique. Des gynécologistes français, américains et allemands tels que Reeves Jackson, Operum, Chrobak, Bandel et Hegar ont essayé le massage du bassin et s'en sont déclarés beaucoup moins satisfaits. Tous s'accordent à reconnaître que si l'on peut obtenir des succès, on a aussi à lutter contre des difficultés presque toujours insurmontables, et qu'il faut agir avec autant de prudence que d'adresse et de persévérance (fig. 41).

Chez les femmes irritables, on doit tenir grand compte de l'énervement que provoque le massage. Asp le laisse pratiquer par la directrice de sa maison de santé gynécologique qu'il a dressée à cet effet. C'est remplacer un défaut par un autre, puisque dans ces conditions le massage n'est pratiqué que par une seule personne et sans le contrôle de la science. Aussi chez les femmes nerveuses est-il préférable de renoncer à la méthode bimanuelle. Dans la plupart des cas cependant et surtout chez les femmes d'un certain âge l'excitation physique ne sera pas une contre-indication si l'on a soin d'agir avec prudence, et de ne pas faire des séances trop rapprochées.

La méthode de Thure Brandt, modifiée par Nissen, Asp et Reeves Jackson, comprend deux sortes de massage, l'un purement externe, l'autre mixte.

Le premier consiste en frictions et pétrissage de la paroi abdominale, à travers laquelle on cherche à introduire profondément les doigts jusque dans le petit bassin. Ces manœuvres souvent difficiles surtout chez les femmes grasses demandent une certaine habitude aussi bien de la part du médecin que de celle de la patiente. Des tapotements de la région lombaire et sacrée complètent ce premier procédé.

La méthode combinée se pratique sur l'abdomen et le vagin ou même le rectum, C'est plus ordinairement par le vagin que l'on opère ; pour cela, on introduit un ou deux doigts de la main gauche qui cherchent à fixer l'utérus ou les produits pathologiques qu'on veut masser, et exercent sur eux une pression douce et continue. L'autre main non graissée est mise à plat sur la partie inférieure de l'abdomen et, après quelques tapotements, cherche à pétrir et à comprimer le corps de la matrice ou la tumeur qui se trouve ainsi saisie entre les deux mains. Les doigts introduits dans le vagin doivent rester immobiles afin d'éviter l'excitation génitale. Lorsque les parois abdominales sont très lâches et que la patiente est déjà exercée on arrive facilement à saisir directement avec les doigts le corps de la matrice, à l'attirer en avant et à le masser de tous côtés à travers le bas ventre.

Dans les inflammations chroniques du tissu péri-utérin ou des ligaments larges, on aura grand soin de commencer par la périphérie et de n'attaquer la partie centrale de l'engorgement que lorsque ses bords seront résorbés. Cette précaution est aussi utile ici que dans les inflammations chroniques périarticulaires. Si on la néglige, on s'expose à provoquer des abcès qui peuvent, il est vrai, s'ouvrir à l'extérieur et être suivis de guérison, mais peuvent aussi amener de graves conséquences. Dans les affections chroniques des plis de Douglas, on peut introduire un ou deux doigts dans le rectum et masser la lésion soit par le vagin soit à travers l'abdomen. Mieux vaut agir par le vagin ou encore à la fois par le vagin et l'extérieur; la sensibilité de la muqueuse rectale s'oppose en effet à un massage prolongé.

Le décubitus dorsal est la position la plus favorable qu'on doit faire prendre à la malade. Si on emploie le fauteuil à inspection, le masseur se placera debout entre les jambes écartées; si on opère sur un lit ou une chaise longue, la malade sera couchée sur des coussins très durs, le siège relevé; le masseur se placera du côté le plus commode pour lui, assis ou agenouillé. Le massage du bassin étant très pénible pour le masseur et la patiente, il faut adopter dès le début la position la moins fatigante pour tous deux. On doit toujours commencer par les manœuvres extérieures et ne passer aux manipulations combinées qu'après quelque temps : au début, ces dernières seraient très pénibles et presque inutiles à cause de la contraction des muscles abdominaux. La durée du massage extérieur est de 10 à 15 minutes, celle du massage mixte de 3 à 4 minutes. Les séances ne seront prolongées que lorsque la patiente aura l'habitude de ne plus contracter ses muscles abdominaux.

En ce qui concerne la menstruation, il en est du massage comme de tout autre traitement, on doit le suspendre quelques jours avant et après les règles.

Ajoutons qu'il serait plus nuisible qu'utile d'agir avec force quand on pratique le massage du bassin. On doit toujours se souvenir qu'il s'agit d'organes délicats, excitables, que le péritoine est toujours en cause; une violence pourrait amener rapidement de graves complications.

L'action du massage sera complétée par une gymnastique méthodique de la région lombaire et de la colonne vertébrale (1) ainsi que des extrémités inférieures (2). Par ces procédés, la circulation du sang et de la lymphe est accélérée, on obtient la résorption des produits pathologiques, on fortifie les organes musculaires renfermés dans le petit bassin. La constipation, liée d'ordinaire à ces maladies, est combattue par l'action mécanique et réflexe du massage qui hâte les mouvements péristaltiques de l'intestin, d'où une influence favorable sur la nutrition générale. On voit quels effets inattendus peut produire le massage même dans certains cas rebelles à tout autre traitement.

Le voisinage du péritoine, la facilité avec laquelle les inflammations s'y propagent contre-indiquent le massage du bassin tant que le processus inflammatoire est à l'état aigu. On doit attendre que la température redevenue normale indique que le bassin ne contient plus aucun foyer susceptible de devenir purulent.

Le massage est applicable dans les maladies chroniques de l'utérus et de ses annexes, telles que hypertrophie utérine sans néoplasmes, métrite chronique, endométrite, péri et paramétrite chroniques, déplacements utérins, ovarite, périovarite, inflammations chroniques ou reliquats d'inflammations dans le petit bassin.

(1) Schreber's, *Aerztliche zimmergymnastic.* Leipzig, 1872, 13ᵉ édition, pp. 59, 63, fig. nᵒˢ 20, 21, 23, 24.
(2) *Ibidem*, p. 66, fig. 26, 29, 32, 33.

Reeves Jackson fait remarquer avec raison que souvent, après l'accouchement, la matrice ne se rétracte pas complètement (sa statistique indique 64,7 p. 100 des malades qu'il a eu à traiter), il préconise le massage du bassin comme le meilleur moyen de remédier à ce symptôme. Sur 35 cas de métrite chronique, il a obtenu 15 guérisons, 13 améliorations, 7 malades n'ont pas éprouvé de changement. C'est un résultat à retenir, surtout quand on songe qu'il s'agit d'une maladie très rebelle aux traitements les plus complets dont nous disposons aujourd'hui et que les auteurs anciens tels que B. de Scanzoni regardaient comme incurable.

Catarrhe utérin, endométrite chronique, 7 cas : 4 guéris, 2 améliorés, 1 non guéri.

Quant aux déplacements utérins, ils ont été dans beaucoup de cas guéris ou améliorés par la méthode de Brandt. Le professeur Hartelius, qui a étudié ce traitement avec le plus grand soin, reconnaît qu'il peut faire disparaître la descente et même le prolapsus de l'utérus, quand ils sont récents, chez des femmes saines et vigoureuses. La force des éléments musculaires qui concourent à fixer l'utérus joue ici un grand rôle. Aussi Brandt recommande-t-il surtout les tapotements sur les muscles de la région lombaire et du bassin, suivis de la gymnastique de ces mêmes muscles. On comprend que ce procédé, qui réveille les contractions des fibres musculaires et combat leur dégénérescence graisseuse, ait pu guérir ou améliorer des déplacements légers et même des prolapsus, chez des sujets jeunes. Aussi doit-on y recourir avant d'employer le pessaire, qui n'est qu'un palliatif.

Dans les cas de flexion utérine, le massage est sans influence sur la déviation ; cependant Asp et Reeves

Jackson prétendent qu'il dissipe rapidement les symptômes douloureux. Quel est le mécanisme de cette action ? Nous l'ignorons, il s'agit là probablement de déplacements notables imprimés à l'organe par les manœuvres ou de troubles circulatoires. Peut-être aussi se produit-il une amélioration· du catarrhe chronique concomitant.

Asp dans 72 cas de para et de périmétrite a obtenu 23 guérisons, 34 améliorations, 15 cas sont restés réfractaires au massage. Tous ces cas sont les reliquats de vieilles inflammations chroniques du petit bassin, qui n'ont pas suppuré et se sont organisées. Par leur étendue d'une part, par leurs adhérences qui favorisent de nouvelles poussées inflammatoires d'autre part, ces engorgements provoquent des douleurs qui découragent les malades par leur persistance. De ville d'eaux en ville d'eaux, d'un médecin à un autre, elles promènent leur métrite sans jamais trouver de guérison ni même d'amélioration.

Le massage peut être, avec avantage, combiné aux bains de boue et aux bains salins.

Les premiers, outre l'action thérapeutique exercée par la température et les éléments minéraux et végétaux qu'ils contiennent, opèrent une sorte de massage qu'on ne saurait nier; aussi Peters leur donne-t-il avec juste raison la préférence. Cet auteur a calculé que le bain de boue opère une pression de 23 à 26 grammes par centimètre carré de la surface cutanée, soit pour tout le corps de 345 à 387 kilogrammes. Comparée au bain simple, c'est une augmentation de pression de 50 à 80 kilogrammes et même davantage.

Prochownik et Bunge, dans les engorgements de vieille date, combinent le massage avec la douche chaude (40°) sur les reins ou par le rectum, pour hâter le ramollissement des indurations et leur résorption. Ce procédé correspond à celui qu'emploie Weissenberg pour traiter les arthrites chroniques avec exsudats organisés. L'un et l'autre donnent d'excellents résultats.

La douche chaude vaginale ou rectale à côté de l'action sur le tonus vasculaire, dont nous avons parlé ailleurs, exerce une influence mécanique sur les exsudats. Tous les auteurs accordent une importance à la pression de la douche et à la quantité d'eau qu'elle projette (1). On ordonne quelquefois que la douche soit appliquée directement sur le point malade, de façon à ce que l'eau fasse elle-même une sorte de massage.

Il nous reste pour terminer à signaler quelques indications de massage du bassin, dues aux recherches récentes de plusieurs auteurs, tout en reconnaissant que le nombre des observations est trop restreint pour fournir une preuve concluante.

C'est ainsi que Rosenstirn recommande le massage dans l'hématocèle. Il s'appuie sur le cas d'une femme qui, dans le but de se faire avorter, se plongea dans un bain électrique traversé par un courant intense. L'avortement eut lieu et fut suivi d'une hématocèle remontant presque jusqu'à l'ombilic. Le massage bimanuel fit disparaître en peu de temps la tumeur. Théoriquement, on comprend sans peine que le massage, s'il est appliqué au début de la maladie, puisse résoudre l'hématocèle, il agit ici comme sur les ecchymoses, les bosses sanguines, les épanchements sanguins articulaires.

(1) Bunge, *Die therapeutische Anwendung des Heissen Wassers in der Geburtshilfe und Gynäkologie.* Berlin, *Klinische Wochenschrift*, 1883, n° 2.

Douglas Graham a essayé le massage avec succès dans l'aménorrhée et la dysménorrhée. Bien que nous n'ayons à cet égard aucune expérience personnelle, ces résultats ne nous surprennent en rien, quand nous songeons à l'action violente qu'exerce le massage sur le cours du sang et de la lymphe, et par suite sur la formation du liquide sanguin. A régime égal, le massage du bassin associé au massage général, à la gymnastique locale, aux lotions froides, agira plus énergiquement que tout autre traitement; beaucoup plus que le fer tant prôné.

Nous devons à Winiwarter une observation très intéressante qui aurait pu être très utile si elle eût été connue plus tôt, à l'époque ou l'ovariotomie était encore une opération très rare et presque toujours mortelle.

Une femme de 79 ans est atteinte d'un kyste à l'ovaire gauche, qui s'est développé assez rapidement. Huit mois après le début de son affection, elle se confie aux soins du docteur Chrobak. La malade est de petite taille, émaciée au dernier point, elle a le corps plié en deux. Dyspnée, constipation, anurie, elle ne peut rester couchée ni levée. L'abdomen mesure 144 centimètres de circonférence. L'ovariotomie étant déclarée impraticable, le kyste fut ponctionné pour la première fois le 21 avril 1877. Le liquide se renouvelant très rapidement fut évacué encore quatre fois, soit, au 15 décembre 1877, un total de cinq ponctions.

L'état général devient chaque jour plus mauvais, des œdèmes des membres inférieurs, un état de faiblesse extrême font craindre une issue fatale et prochaine.

En novembre 1877, quelque temps avant la dernière ponction, Winiwarter, qui traitait la malade avec Chrobak, en présence de l'œdème qui avait envahi les membres inférieurs et l'abdomen, pratiqua le massage des parties œdémateuses.

Le gonflement et les douleurs disparurent rapidement

tandis que la diurèse augmentait dans des proportions étonnantes. Encouragé par ce succès, Winiwarter entreprend le massage de tout l'abdomen qui fut commencé peu de temps après la dernière ponction (15 déc. 1877). Du 21 janvier au 30 septembre 1878, la malade fut massée presque tous les jours pendant 10 à 15 minutes. Pendant ce laps de temps (9 mois 1/2) on n'eut besoin d'aucune ponction, alors qu'avant il en fallait une toutes les six semaines.

L'abdomen mesurait 156 centimètres avant la dernière ponction, 136 au moment où le massage fut pratiqué pour la première fois et 117 le 20 juillet 1878, soit une diminution de près de 20 centimètres.

La sécrétion urinaire, qui était à peine d'un demi-litre en 24 heures, s'élève à 3 litres et même 3 litres et demi. La lenteur des digestions disparaît, l'appétit revient, et par suite les forces augmentent. La malade, autrefois assoupie toute la journée, incapable de subir une conversation, de faire un pas dans sa chambre, restait constamment assise. Aujourd'hui, sa présence d'esprit, une partie de sa vigueur lui sont revenues, et du même coup son goût pour la vie commune et le travail. La taille s'est redressée, elle peut se promener sans canne dans sa chambre et même dans le jardin. Bref, sous l'influence du massage méthodique, son état est devenu infiniment meilleur. La malade se porte mieux qu'avant la dernière période du développement du kyste.

Winiwarter, à cause de ses occupations, ne put continuer à pratiquer lui-même le massage, il confia ce soin à une infirmière dressée à ces manœuvres. Au bout de trois semaines d'un massage quotidien, le kyste avait augmenté de volume, la sécrétion urinaire avait diminué, la dyspepsie, la constipation avaient reparu, les douleurs étaient si violentes et si longues que la malade ne pouvait faire un pas.

Winiwarter recommence à masser lui-même. Après la première séance, la quantité d'urine a quadruplé, les douleurs ont disparu d'un seul coup, le kyste a repris ses anciennes dimensions.

Nous avons relaté cette observation en détail, parce qu'elle est la seule que nous connaissions dans la littérature médicale sur l'application du massage au kyste de l'ovaire, et qu'en outre elle est des plus intéressantes à divers points de vue : elle montre que le massage agit non seulement sur le produit de l'exsudation, mais sur l'exsudation elle-même, puisqu'il a pu arrêter l'évolution du kyste. Elle prouve en outre combien il est important que le médecin pratique lui-même le massage, et ne le confie pas à des mains inexpérimentées, sous peine de nuire au malade et de déconsidérer la méthode.

Un dernier détail, qui rend plus curieux le cas que nous venons de relater : le professeur Chrobak vient de nous apprendre que sa malade, qui a aujourd'hui 85 ans, est bien portante et pleine de vigueur. On n'a pas eu besoin de faire de nouvelle ponction, le kyste est stationnaire. Le massage est pratiqué tous les jours.

Il est rare aujourd'hui qu'un chirurgien refuse de pratiquer l'ovariotomie. Cependant dans les cas où cette opération, pour un motif quelconque, ne pourra être faite, on se souviendra du cas de Winiwarter, et on aura recours au massage qui peut soulager la malade et prolonger son existence.

V

EMPLOI DU MASSAGE EN OCULISTIQUE

Donders est le premier médecin qui ait pratiqué et recommandé le massage dans certaines affections oculaires. En 1872, au Congrès international de Londres, il

s'est montré très partisan de cette méthode et a invité les
spécialistes à faire de nouvelles recherches au sujet
des kératites et des opacités de la cornée. Dans ces
derniers temps, c'est surtout à Pagenstecher et à Klein
que revient l'honneur d'avoir introduit le massage
dans la thérapeutique des maladies de l'œil.

La sensibilité des organes à traiter impose ici un
manuel opératoire tout particulier. Voici comment
Pagenstecher le décrit :

« Le pouce ou mieux l'index saisit la paupière supérieure ou l'inférieure près de son bord ciliaire, et à
l'aide de ce bord pratique sur le globe oculaire des
frictions rapides. Ces frictions sont de deux ordres :
rectilignes ou circulaires.

« Les premières, de beaucoup les plus importantes,
sont employées dans la plupart des maladies oculaires,
elles consistent en frottements partant du centre de la
cornée dans une direction équatoriale. Chacune de ces
frictions ne masse qu'un segment de l'œil, mais peu à
peu on arrive à masser tout l'organe en changeant la
direction que suit le doigt. Les mouvements doivent
être faits avec une certaine vitesse, la pression doit
toujours être la même ; la paupière et le doigt qui
la guide doivent effleurer le globe oculaire.

« Le massage circulaire est pratiqué à l'aide de la
paupière supérieure à laquelle le doigt fait tracer des
cercles sur l'œil à l'union de la sclérotique et de la
cornée. »

Les séances d'une à trois minutes ont lieu tous les
jours ; si elles sont bien supportées, on peut les répéter deux fois par jour. En général on masse à sec.
Pagenstecher, dans certaines maladies de la conjonctive, emploie pour le massage une pommade au précipité jaune au dixième.

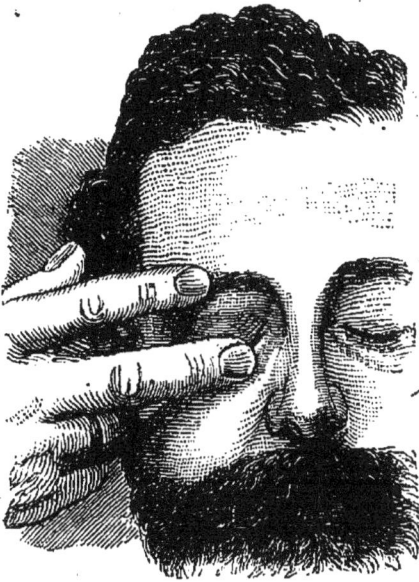

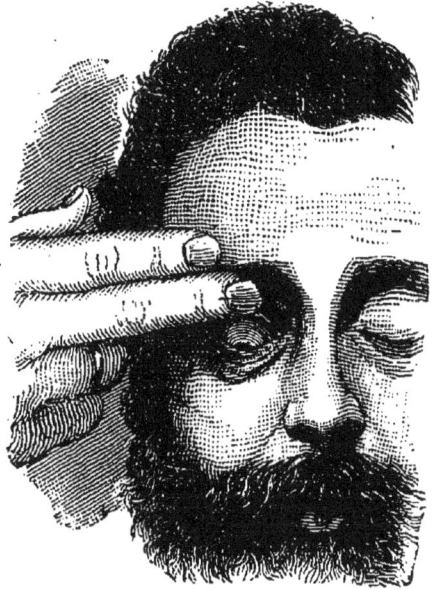

Fig. 51. — Départ.   Fig. 52. — Arrivée.

Massage radiaire de l'arc supérieur de l'œil.

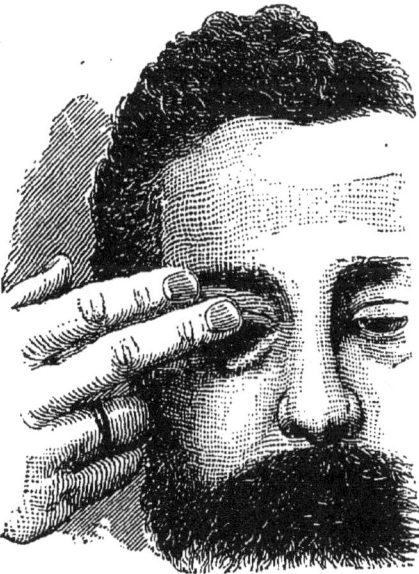

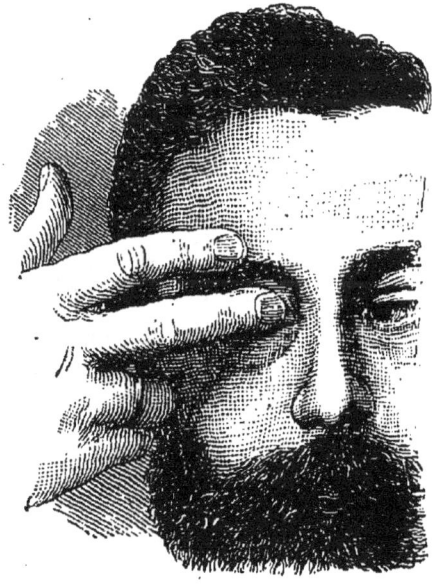

Fig. 53. — Départ.   Fig. 54. — Arrivée.

Massage radiaire de l'arc inférieur de l'œil.

D'après Friedmann, dans les affections douloureuses le massage serait mieux toléré, si l'on a soin d'introduire un peu de vaseline sous la paupière ; les troubles de la vision provoqués par les frictions se dissiperaient plus rapidement, avec cette précaution.

A la fin de la séance, la conjonctive est plus injectée, l'inflammation a augmenté. Cette exagération des symptômes disparaît rapidement, et après 24 heures on constate d'ordinaire une amélioration surprenante. Dans le cas où à la séance suivante cette excitation de l'œil a persisté ou s'est aggravée, le massage est contre-indiqué. Dès la seconde séance, le médecin peut donc savoir si le massage est favorable ou contraire au cas qu'il traite.

Le massage a sur l'œil une action mécanique et une action réflexe. La première provoque l'écoulement des larmes, opère des pressions sur la circulation de l'intérieur de l'œil, débarrasse la cornée de tout ce qui pourrait gêner la vue. D'ailleurs, instinctivement, nous nous frottons les yeux quand nous voulons mieux voir, et en nous éveillant nous pratiquons un massage de nos yeux, moins pour chasser le sommeil que pour combattre l'inactivité qui lui succède.

Quant à l'action réflexe sur les nerfs de l'œil, chacun peut l'étudier sur soi : si on masse un œil, on observe pendant la première minute une dilatation pupillaire de l'œil non massé ; il est probable qu'il en est de même pour l'œil sur lequel on opère. En continuant les frictions, on voit la pupille se rétrécir rapidement, dans l'œil auquel on ne touche pas. A la fin de la troisième minute, la pupille de l'œil massé est notablement plus rétrécie que celle de l'autre œil ; même quand ils sont restés fermés tous deux pendant l'opération et qu'on a eu soin de les ouvrir simultanément.

Le massage de l'œil trouve son application dans la conjonctivite granuleuse chronique et hypertrophique, l'opacité et les taches de la cornée, la sclérotite chronique, après le broiement de la cataracte.

On voit qu'il ne s'agit là que d'affections chroniques; on a, il est vrai, essayé le massage dans des cas aigus, mais le nombre des observations est trop restreint pour qu'on puisse tirer des conclusions précises.

Schmid-Rimpler a employé avec grand succès le massage dans l'ophthalmie blennorrhagique aiguë. On peut faire disparaître ainsi l'œdème palpébral, et par suite permettre à l'œil de s'ouvrir, ce qui ne peut que favoriser la guérison.

Klein traitait par les procédés ordinaires une kératite parenchymateuse diffuse aiguë de l'œil gauche, chez un enfant scrofuleux. Au bout de quelques semaines la guérison s'établissait, quand l'œil droit se prend à son tour. Klein, sur les instances du professeur Mauthner, eut recours au massage, et arrêta en trois jours. le processus inflammatoire. C'est la première fois qu'on ait massé des maladies aiguës de la cornée, le résultat est encourageant. On pourrait tenter de nouveaux essais sur des conjonctivites et des kératites aiguës (à la condition qu'il n'y ait pas d'iritis, ajoute Klein).

Dans la conjonctivite phlycténulaire, Friedmann a échoué quand les vésicules avaient une certaine grandeur, et réussi assez vite dans les cas de phlyctènes miliaires.

D'après Pagenstecher, le massage a donné les plus brillants résultats dans les cas d'opacité de la cornée profonde ou superficielle, partielle, ou générale. Cet auteur affirme que tous les remèdes préconisés jusqu'ici, tels que précipité jaune, calomel, teinture d'opium, etc., ont une action beaucoup moins prompte que le massage.

Just l'a employé dans un cas d'hypopion.

Junge et Chodin le recommandent pour hâter la résorption du cristallin après son broiement. Becker a fait les mêmes remarques. Il faut, dans ces cas, avoir recours aux massages circulaires, et opérer une pression assez forte.

Stodman Bull, dans les cicatrices des paupières, assouplit par le massage les tissus, avant de pratiquer une opération réparatrice.

Abadie a employé avec succès le massage dans certains cas de blépharospasme, il masse l'orbiculaire des paupières.

Ce que nous venons d'exposer résume l'état actuel de la question du massage en oculistique. Cependant, il est certain qu'on pourra employer ce traitement avec fruit dans différentes autres affections, c'est l'opinion de Klein, qui espère beaucoup dans les « indications de l'avenir ».

Il n'y a pas d'organe mieux disposé que l'œil pour être massé. Si la théorie de Mauthner (1) sur le glaucôme est juste, si cette maladie n'est qu'une inflammation dans le domaine des vaisseaux ciliaires, peut-être par un massage précoce pourrait-on en éviter les suites funestes. L'action incontestable du massage sur la tension oculaire et sur l'état de la pupille nous autorise à ne pas repousser tout espoir.

———————

Nous avions écrit les lignes qu'on vient de lire, quand Schenkel nous a adressé un rapport, qui justifie en partie l'espoir que nous avons exprimé. Cet auteur a

(1) Prof. Mauthner, *Glaucom*, Wiesbaden, 1882. — Bergmann.

essayé le massage dans différentes formes de glaucôme. Dans des cas avancés il a obtenu une diminution de la tension intra-oculaire, qui n'a duré que vingt-quatre heures. (1).

Le massage a amené une amélioration des glaucômes secondaires.

Il est certain que, dans les cas avancés, alors qu'il y a des altérations anatomiques définitives, le massage vaut bien un autre traitement; nous venons de voir qu'il a amené un abaissement de la tension, passagère il est vrai, et une amélioration durable dans les glaucômes secondaires. Ces résultats sont de nature à encourager de nouvelles tentatives.

VI

DIVERS EMPLOIS DU MASSAGE

Dans le traitement des maladies de la peau, le massage trouve rarement son application ; au surplus, les observations du massage dans les maladies cutanées sont encore très rares et n'ont pas l'importance voulue pour permettre de tracer des règles ; sans vouloir insister sur ce point, nous citerons Windelschmidt (2), qui prétend avoir fait avorter sur lui-même un furoncle par un massage pratiqué dès le début, et Totenhofer (3) qui par le massage a obtenu des résultats assez prompts, dans deux cas de sclérodermie œdémateuse d'origine menstruelle.

Combiné avec la compression, il peut hâter la gué-

(1) Pagenstecher a obtenu des résultats analogues.
(2) Windelschmidt, *Massage bei eine Furunkel und Carbunkel.* — *Allg. med. Central. Zeitung*, 1883, n° 103.
(3) Totenhofer, *Breslauer ärztl. Zeitsch.* IV, 24, 1882.

rison des hypertrophies, et des nodosités du derme.

De Mosengeil (1), a obtenu certains succès, dans des cas d'éléphantiasis, par le massage allié à la compression élastique. On a même vu le massage seul amener rapidement une amélioration, en rendant la peau plus mince et plus souple, et permettre l'usage du membre malade.

Il n'est pas jusqu'à la chirurgie des oreilles qui n'ait eu recours au massage. Politzer, dans ses conférences, le signale comme calmant des douleurs qui accompagnent l'otite externe et les abcès du conduit auditif externe. Il consiste en frictions centripètes sur l'apophyse mastoïde s'étendant vers le cou et l'oreille.

Politzer lui accorde d'ailleurs peu de valeur, et conseille d'inciser de bonne heure. Cependant, si pour une cause ou une autre l'incision n'était pas faite, le massage du cou, du côté malade, est une ressource active pour calmer les douleurs. Etant donnée l'action déplétive qu'exerce le massage du cou sur le domaine des vaisseaux carotidiens, il est probable que, en diminuant la congestion et le gonflement dans un conduit étroit comme l'oreille, il ne pourra avoir qu'une action favorable.

Gerst a également constaté l'action antiphlogistique de son massage du cou sur les inflammations de la trompe d'Eustache et de l'oreille moyenne.

Zaufall (2) et Eitelberg (3) conseillent également le

(1) *Loc. cit.*, p. 570.
(2) Zaufall, *Prag. med. Presse*, n° 44, 1883.
(3) Eitelberg, *Ueber massage bei Ohrenkrankh. Wiener med. Presse*, n°ˢ 26, 27, 28, 30, 31, 1883.

massage, le premier contre les infiltrations de la région mastoïdienne, le second contre les bourdonnements d'oreille; dans ce dernier cas, les résultats sont rarement durables; ils dépendent entièrement de la cause et de la nature des bourdonnements.

En fait de massage direct de l'oreille, il n'y a que le pavillon qui soit abordable.

Meyer (1) a traité par le massage trois hématomes du pavillon de l'oreille avec déformation. L'un d'eux datait d'un mois et demi et avait résisté à tout traitement. Il pratiqua une incision de la tumeur, et dès que la plaie fut cicatrisée il obtint par la compression et le massage une guérison complète, sans déformation de l'oreille.

(1) Wilh. Meyer, *Arch. für Ohrenheilkunde*, XVI, p. 161.

TROISIÈME PARTIE

I

MOUVEMENTS PASSIFS

On entend par mouvements passifs, les mouvements que le médecin fait exécuter au malade sans que la volonté de ce dernier intervienne ; quelquefois on engage le patient à résister aux mouvements qu'on veut imprimer à ses articulations. De là deux catégories : la première, *mouvements purement passifs*, a pour but de rompre des adhérences ou des rétractions cicatricielles, etc. ; la seconde, *mouvements concentriques ou excentriques*, a en outre l'avantage de fortifier le système musculaire qui préside aux mouvements de l'articulation sur laquelle on agit.

Nous avons vu plus haut que, dans certains cas, l'extension produite par les mouvements passifs pouvait remplacer avec avantage l'extension chirurgicale des cordons nerveux, nous ne reviendrons pas sur ce point.

Les mouvements passifs peuvent être exécutés dans tous les sens permis par la physiologie, nous les étudierons en détail, au chapitre des mouvements actifs.

Lorsqu'on veut obtenir des résultats rapides dans les ankyloses anciennes et rebelles, on a recours au brisement forcé pendant le sommeil chloroformique.

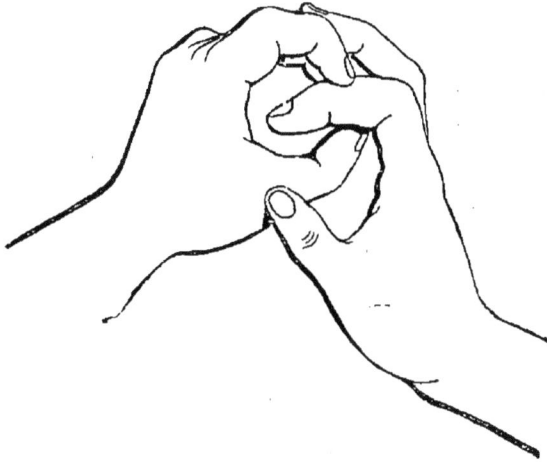

Fig. 55. — Mouvements passifs dans la rétraction des tendons des doigts.

Mais on peut arriver à rompre les adhérences récentes sans chloroforme. Il faut avoir soin de pratiquer un

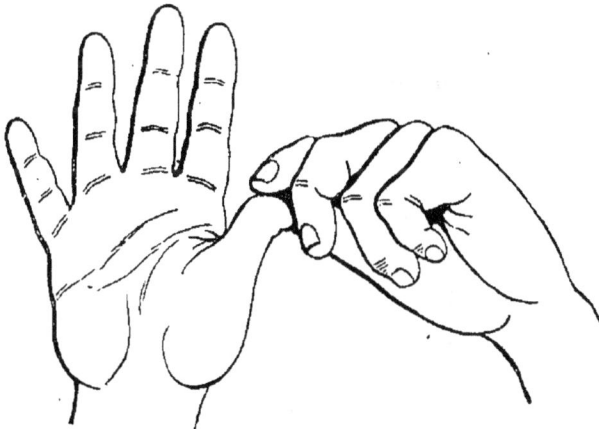

Fig. 56. — Mouvements passifs dans l'ankylose du pouce.

massage complet, pour combattre l'inflammation consécutive. Dans ces ruptures progressives la douleur et les résistances éprouvées indiquent le degré de force qui doit être déployé ; c'est ici le triomphe de la douceur alliée à la persévérance.

Les figures 55, 56, 57 donnent des exemples de mouvements passifs.

Lorsque le patient n'est pas anesthésié, il oppose ordinairement une résistance involontaire, surtout si les mouvements sont douloureux. Lorsque cette résis-

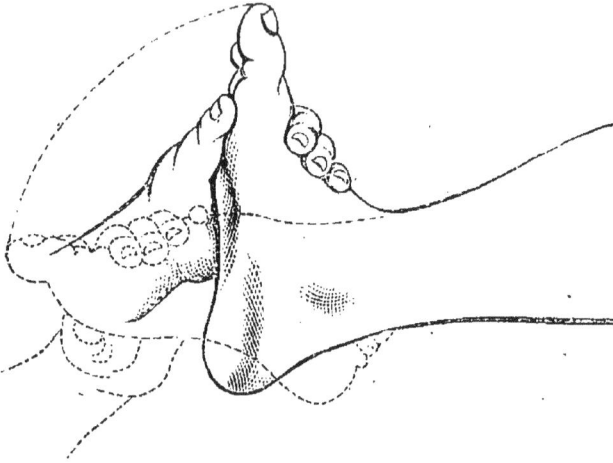

Fig. 57. — Mouvements passifs dans l'entorse du pied.

tance est volontairement exagérée, on rentre dans la seconde classe de mouvements passifs. Nous employons rarement ces mouvements, et nous leur préférons les mouvements actifs correspondants.

Les exercices avec l'instrument désigné sous le nom de « Restaurateur » (fig. 59) forment une transition entre les mouvements passifs et actifs. Le Restaurateur imaginé par l'américain Goodyear et baptisé par son auteur : **gymnase de poche** (*pocket gymnasium*) se compose d'un tube de caoutchouc vulcanisé, de force et de longueur calculées pour chaque cas spécial. Le patient déploie une certaine somme de force pour

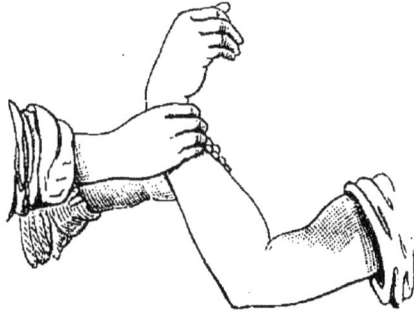

Fig. 58. — Mouvement passif avec résistance.

allonger le tube le plus qu'il lui est possible, et une seconde somme de force pour le laisser revenir à ses dimensions primitives sans secousses et lentement. Ce

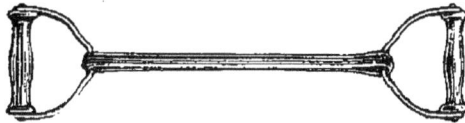

Fig. 59. — Restaurateur de Goodyear.

petit instrument est très utile dans certains cas. Le lecteur trouvera dans la brochure du Dr Weil (1) la description des exercices *qu'il permet* d'exécuter.

(1) On trouve ces instruments chez Sachs frères, à Berlin, Neustädtische Kirchaustrowp, 1.

II

MOUVEMENTS ACTIFS

Tous les auteurs qui ont étudié la question du massage ont fait une large part aux mouvements actifs.

Dans le nord de l'Europe, le massage est fréquemment combiné à la gymnastique médicale ; bien que nous n'employions pas la gymnastique suédoise pour l'usage auquel elle est destinée, il nous arrive tous les jours de faire exécuter des mouvements passifs et d'ordonner surtout un certain nombre d'exercices actifs que le patient doit faire exactement.

C'est ici que le bon exemple est indispensable, aussi le médecin doit-il démontrer au malade la manière d'exécuter les mouvements, et lui recommander de se conformer toujours aux figures qui vont suivre. Ce n'est que grâce à ces conseils qu'on peut obtenir des mouvements corrects et efficaces.

Nous ne reviendrons pas ici sur l'utilité physiologique de cette gymnastique, nous avons vu au début de cet ouvrage quelle portée thérapeutique elle a.

Dans la plupart des cas, le massage doit précéder les exercices afin d'adoucir les douleurs que provoquent souvent les premiers mouvements. Bien des mouvements d'abord impossibles deviennent praticables après une séance de manipulations.

Les systèmes musculaire et nerveux sont si étroitement unis que tout exercice de l'un d'eux retentit sur l'autre ; l'escrime, la natation, etc..., tous les genres d'exercices et de sport en sont la preuve. C'est ce qui a fait dire à Birch-Hirschfeld que de l'état du système musculaire dépend l'opinion que l'individu se fait de sa valeur. Les exercices de force et d'adresse relèvent le moral, donnent la confiance et le courage. Des muscles faibles ou malades portent au découragement et à la mélancolie. Aussi n'est-il pas nécessaire de chercher ailleurs la cause de la fréquence des affections nerveuses chez les femmes et les sujets faibles.

La névropathie trouve un terrain favorable à sa production lorsque certaines parties du système nerveux, celles surtout destinées au système musculaire, sont négligées au profit de certaines autres. C'est là un des côtés les plus défectueux de l'éducation de notre époque : le cerveau est surchauffé, le corps négligé !

A propos des arthrites, au chapitre de la chirurgie, nous nous sommes étendu sur l'importance de la gymnastique articulaire alliée au massage, nous renvoyons le lecteur à ce chapitre.

En ce qui concerne les indications générales, nous ne pouvons mieux faire que d'emprunter les règles excellentes fixées par le Dr Schreber dans son travail sur la gymnastique médicale de chambre : les mouvements doivent être exécutés tranquillement (sans précipitation et en observant les pauses), avec énergie, mais sans raideur et en se conformant aux figures.

Nous faisons exécuter les mouvements actifs, une fois, trois fois ou cinq fois par jour, selon les cas, mais toujours au moins une fois après la séance de massage.

Le moment de la journée a peu d'importance, si ce n'est pour le groupe VIII qui exige que l'estomac soit vide ; pour ces exercices il faut au moins un quart d'heure d'intervalle entre la fin de la séance et le début du repas.

Si l'on veut exiger du malade un costume spécial, il négligera souvent de faire ses exercices, tandis que si on les lui laisse faire avec ses vêtements ordinaires il sera beaucoup plus exact. Toutefois les habits ne doivent pas être serrés, ni gêner aucun mouvement. Les sujets atteints de hernie doivent soigneusement veiller à ce que la tumeur soit bien maintenue rentrée par le bandage, surtout pour les groupes V, VI, VIII.

Quant au nombre des mouvements, il varie avec chaque cas ; nous avons cru devoir l'indiquer d'une manière générale, mais les chiffres que nous avons fixés n'ont rien de rigoureux : le seul critérium, c'est la fatigue ou la douleur et, d'ailleurs, on ne saurait trop répéter au malade *qu'ici comme en tout, l'excès est nuisible*.

Le sujet devra exécuter les mouvements dans la position indiquée par chaque figure, cependant au début et dans certains cas on peut permettre un point d'appui, un siège, voire même une chaise longue ou le lit.

Ce groupe de mouvements actifs est employé dans les maladies suivantes :

Dans le rhumatisme des muscles du cou et de la nuque (torticolis), puis dans la myosite aiguë et chronique de ces muscles et des groupes musculaires voisins (muscles de l'épaule); dans les névralgies de la région du cou et de la nuque; au début des contractures ou paralysies faibles des groupes musculaires ci-dessus.

Chez les sujets sanguins, facilement exposés aux congestions et aux vertiges, on sera parfois obligé de renoncer complètement à l'usage des mouvements actifs (fig. 60 à 64), ou il faudra permettre au patient de les faire étant assis.

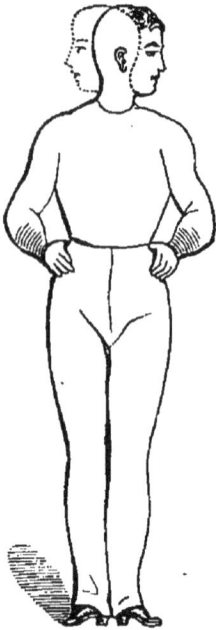

Fig. 60. — Rotation de la tête à droite et à gauche (5, 10 à 15 fois).

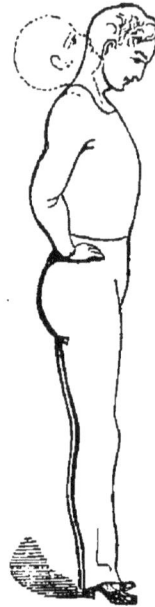

Fig. 61. — Inclination de la tête en avant et en arrière (5, 10 à 15 fois).

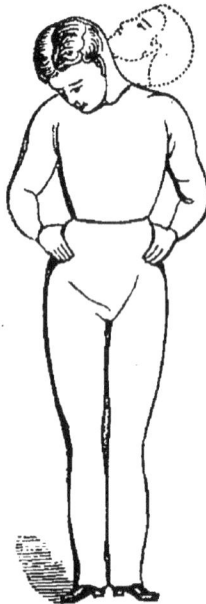

Fig. 62. — Inclination de la tête en avant à droite, et en arrière à gauche, ou en avant à gauche et en arrière à droite (chaque mouvement 3, 5 à 10 fois).

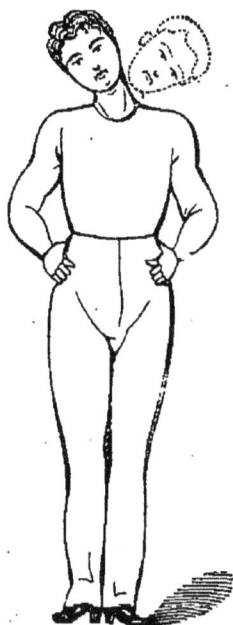

Fig. 63. — Inclination de la tête à droite et à gauche (5. 8 à 10 fois).

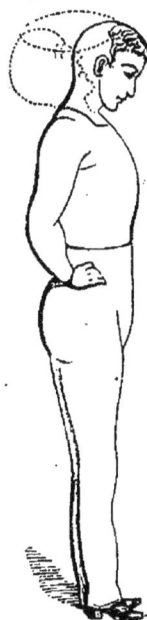

Fig. 64. — Mouvement circulaire de la tête à droite et à gauche (3, 5 à 10 fois).

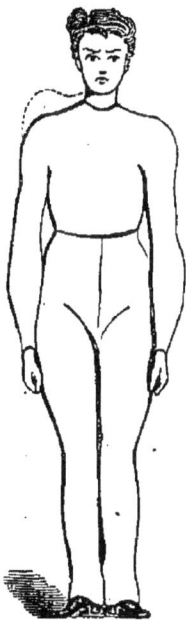

Fig. 65. — Haussement d'épaule d'un côté (10, 20 à 30 fois).

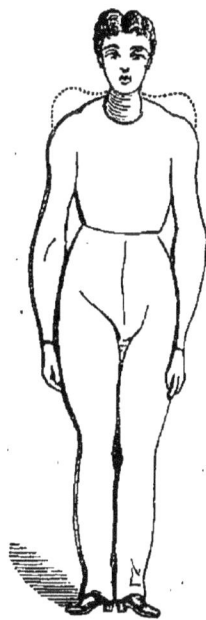

Fig. 66. — Haussement d'épaule des deux côtés (10, 15 à 20 fois).

DEUXIÈME GROUPE.

Les maladies suivantes nécessitent l'exécution des mouvements du deuxième groupe :

Le rhumatisme des groupes musculaires apparte-nant à l'articulation de l'épaule, par conséquent de tous les muscles allant de l'omoplate, de la clavicule et dés côtes vers le bras ; la myosite de ces groupes musculaires ; les névralgies de cette région (névralgie cervico-brachiale) ; les inflammations chroniques de l'ar-ticulation scapulo-humérale et leurs suites, l'ankylose, les adhérences des tendons, dés ligaments, des aponé-vroses, etc., dans le voisinage de cette articulation. Ces mouvements joints au massage sont surtout importants dans les luxations ordinaires de l'articulation de l'épaule.

Je considère ce mode de traitement comme le seul qui soit suivi d'un succès durable.

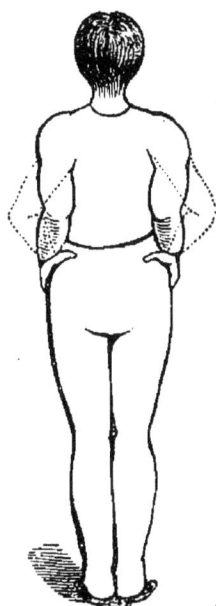

Fig. 67. — Les coudes en
   arrière (5, 10 à 20 fois).

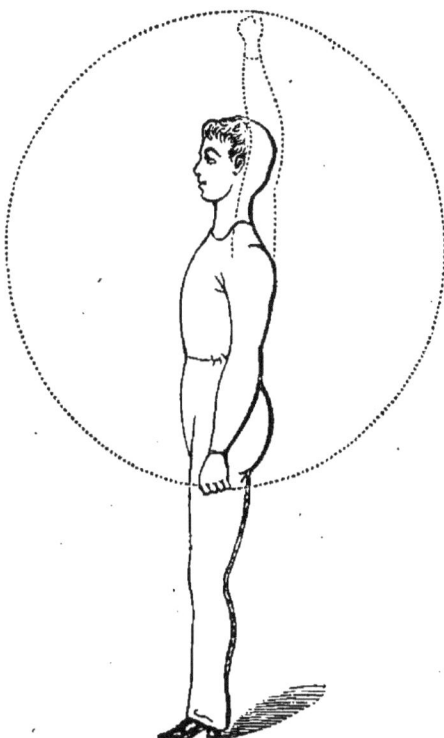

Fig. 68. — Circumduction des bras
      (10, 20 à 30 fois).

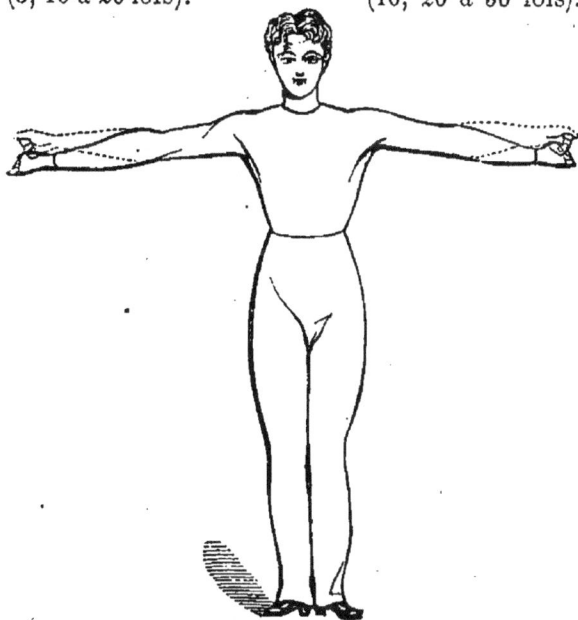

Fig. 69. — Pronation et supination, les bras étendus en croix
         (15, 30 à 40 fois).

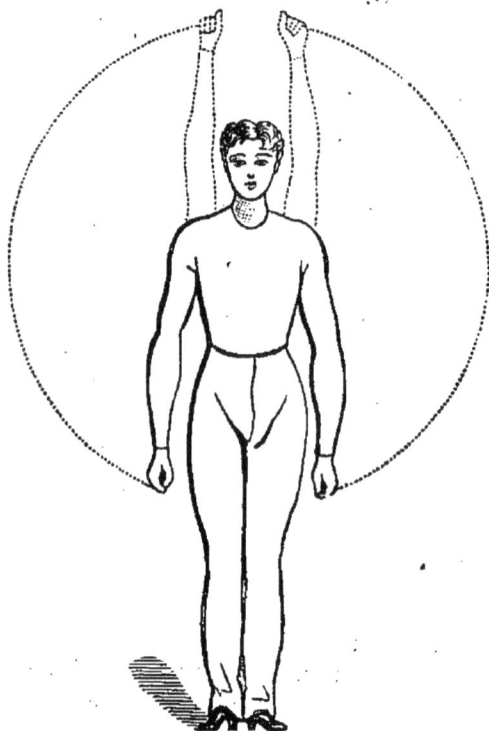

Fig. 70. — Élévation latérale des bras (8, 16 à 24 fois).

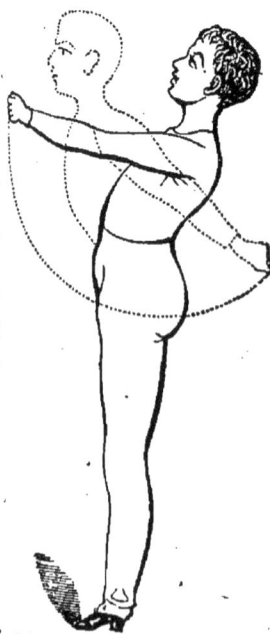

Fig 71. — Projection des bras en arrière (10, 20 à 30 fois).

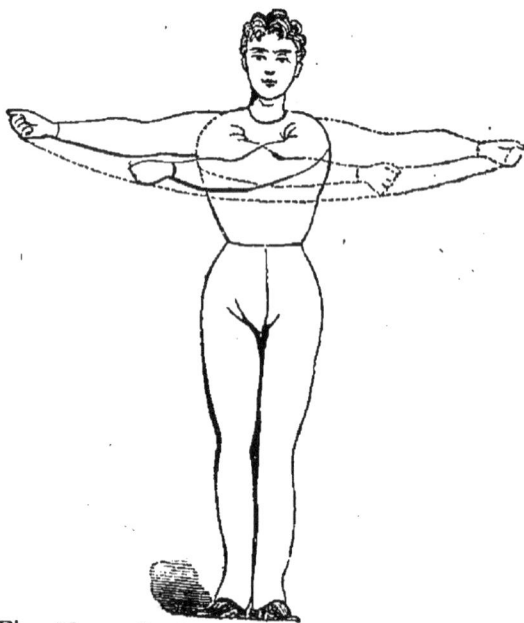

Fig. 72. — Projection des bras en avant et à droite et à gauche (10, 15 à 20 fois).

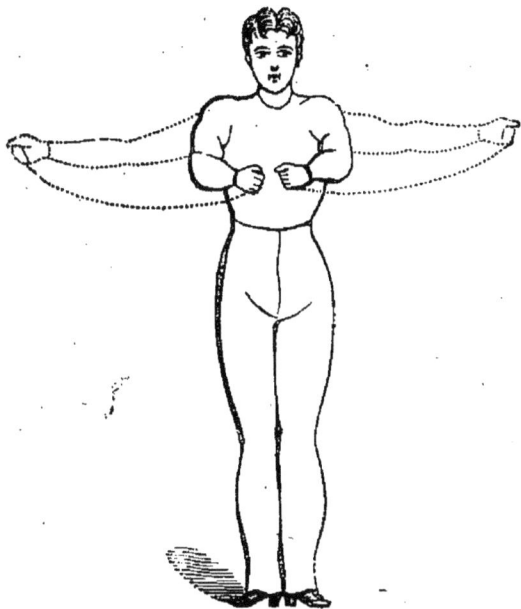

Fig. 73. — Écartement des bras, les deux poings étant placés sur la poitrine (10, 15 à 20 fois).

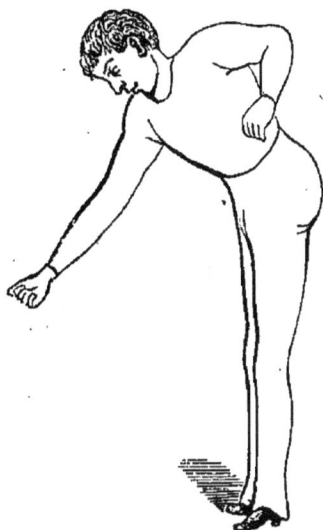

Fig. 74. — Mouvement de scie (10, 12 à 30 fois).

TROISIÈME GROUPE.

Toutes les maladies de l'articulation du coude, des muscles du bras et de l'avant-bras qui peuvent être soumises au traitement du massage exigent l'emploi des mouvements actifs suivants.

Exemples : les déchirures musculaires, les contusions, les inflammations chroniques de l'articulation du coude, les inflammations des tendons et leurs suites, les névralgies du bras et de l'avant-bras, les suites de l'application prolongée de bandages inamovibles (fausses ankyloses) après que l'articulation est redevenue mobile par le massage et l'extension forcée, etc...

Pour l'exécution précise de chaque mouvement, il est bon de les faire faire par les deux membres à la fois ; le mouvement du bras bien portant servira alors de contrôle au patient et au médecin. Cette recommandation s'applique en général à tous les mouvements actifs, aussi bien des extrémités supérieures que des extrémités inférieures, en tant que ces dernières le permettent.

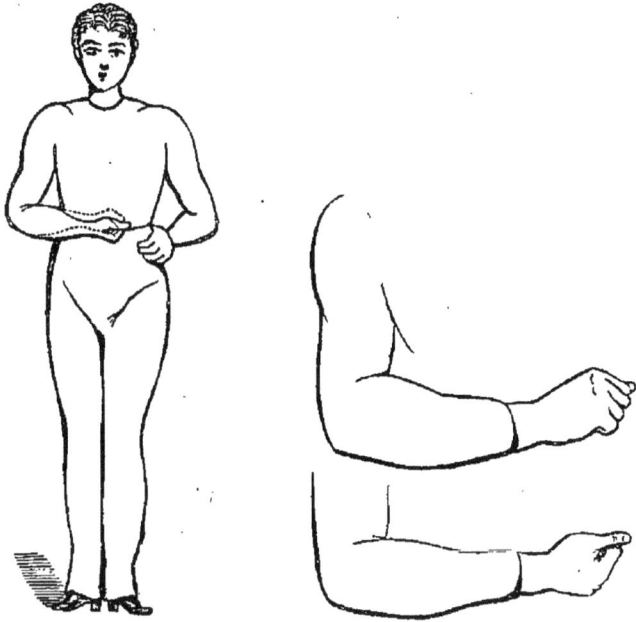

Fig. 75 et 76. — Rotation de la main (10, 20 à 40 fois).

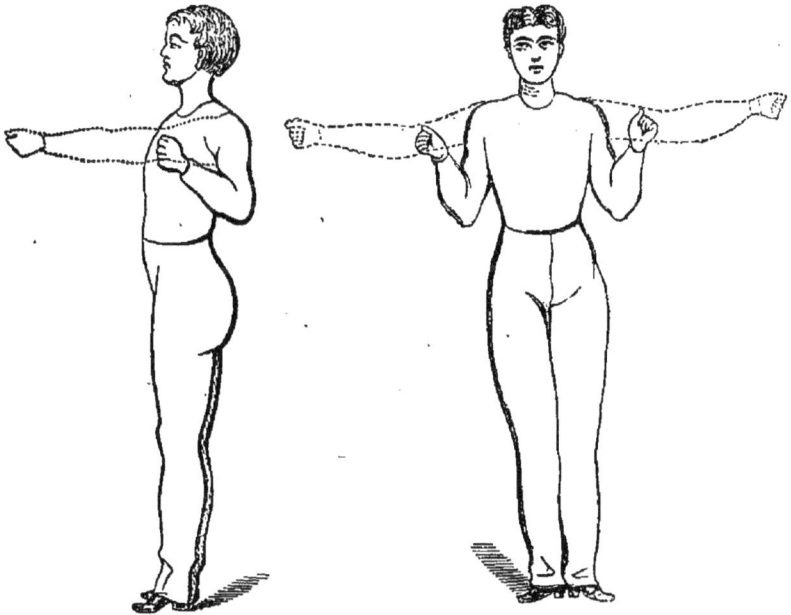

Fig. 77. — Projection du bras   Fig. 78. — Projection des bras
en avant (10, 20 à 30 fois).   en dehors (10, 20 à 30 fois).

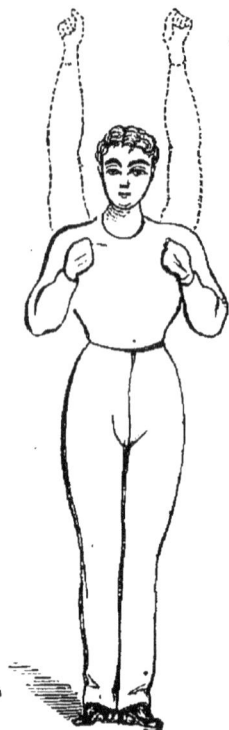

Fig. 79. — Projection des bras
en haut (10, 20 à 30 fois).

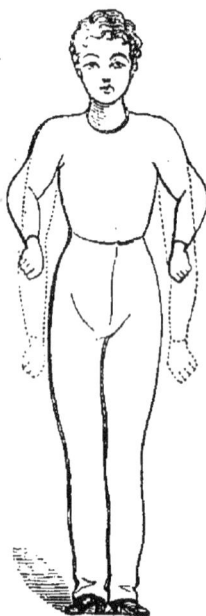

Fig. 80. — Projection des bras
en bas (10, 20 à 30 fois).

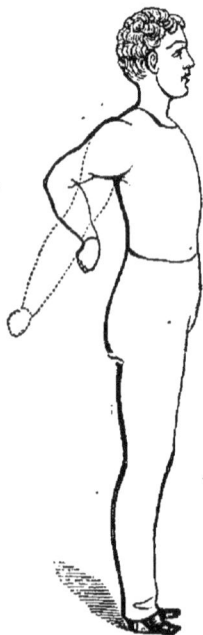

Fig. 81. — Projection du bras
en arrière (10, 20 à 30 fois).

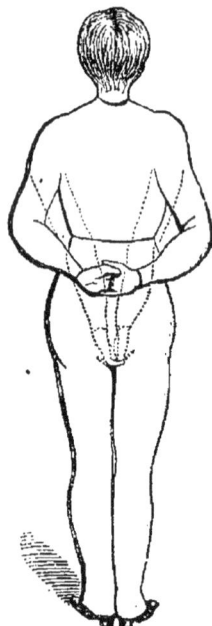

Fig. 82. — Les mains jointes
sur le dos (5, 10 à 15 fois).

Le Massage.

QUATRIÈME GROUPE.

Pour la guérison des nombreuses maladies du mécanisme, si indispensable et si varié de la main, on ne saurait trop appeler l'attention sur les mouvements de cet organe et sur leur importance. Nulle part on ne peut aussi bien observer combien, d'une part, le massage seul rend possible l'exécution de certains mouvements, et d'autre part, combien est grande et surprenante la part de ces mouvements dans la guérison finale.

Il faut citer en premier lieu les inflammations aiguës et chroniques des gaînes tendineuses. Dans les ténosites aiguës accompagnées de suppuration, le massage ne commencera qu'après la disparition des accidents aigus; les mouvements actifs viendront quelques jours plus tard. Il faut encore mentionner ici les contusions des articulations de la main et des doigts, ainsi que les suites qui en résultent. Ces mouvements constituent une partie intégrante du traitement par le massage dans toutes les variétés de crampes, telles que : les crampes des écrivains, des tricoteuses, des violonistes, des pianistes, etc; ensuite, à un degré limité, dans toutes les parésies, les convulsions, les contractions hystériques et les paralysies de la main, etc. Il faut toujours commencer d'abord par les mouvements passifs et ne passer aux mouvements actifs que peu à peu suivant les progrès de la guérison.

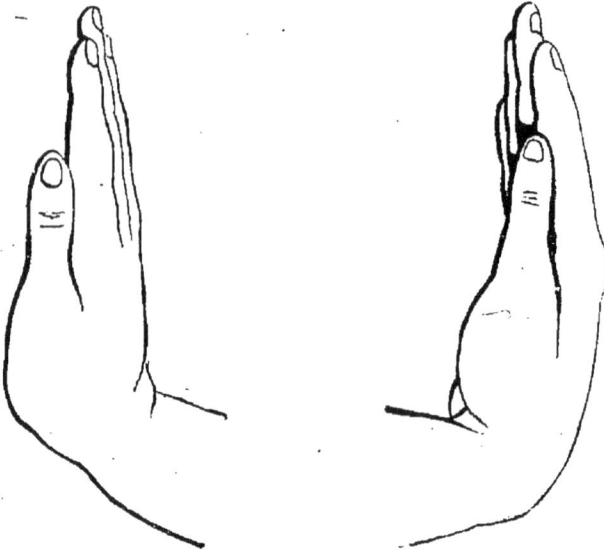

Fig. 83 et 84. — Extension et flexion de la main (10, 20 à 40 fois).

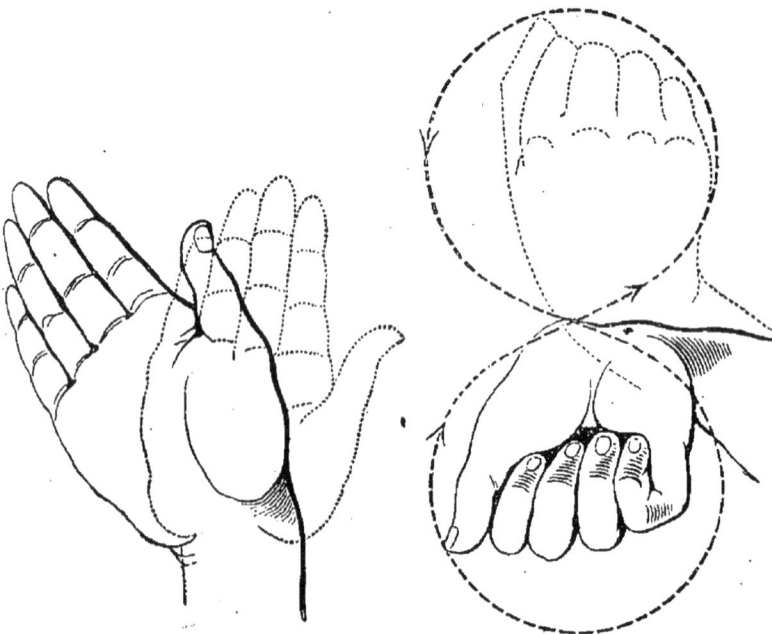

Fig. 85. — Adduction et abduction de la main (10, 20 à 30 fois).

Fig. 86. — Mouvement en forme de 8 (20, 40 à 50 fois).

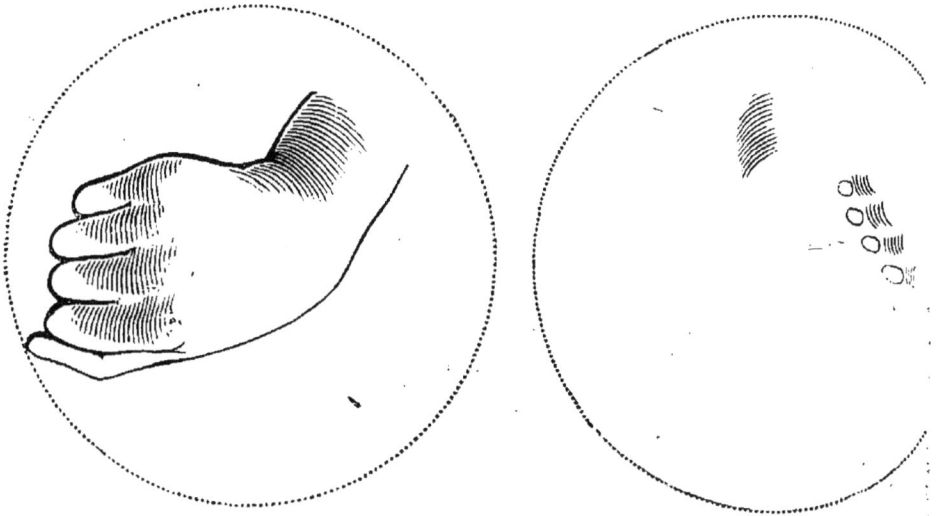

Fig. 87 et 88. — Circumduction de la main à droite et à gauche
(10, 20 à 40 fois chaque).

Exercices de la paume de la main.

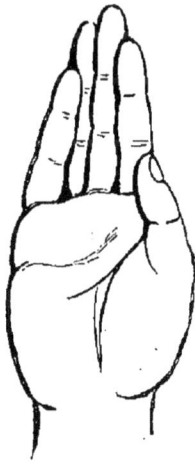

Fig. 89. — 5, 10 à 20 fois.   Fig. 90. — 10, 20 à 30 fois.

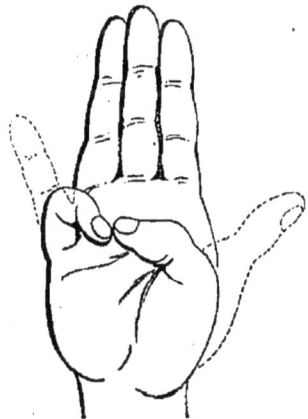

Exercices des doigts.

A. — *Exercices de l'ensemble des doigts.*

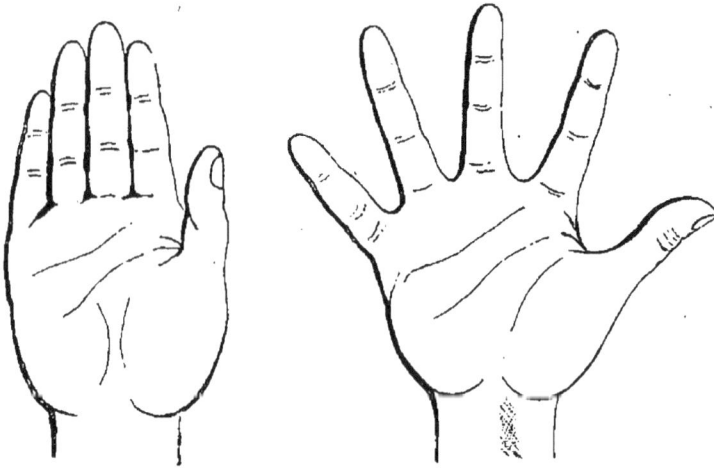

Fig. 91 et 92. — Positions normales servant de bases aux
exercices suivants.

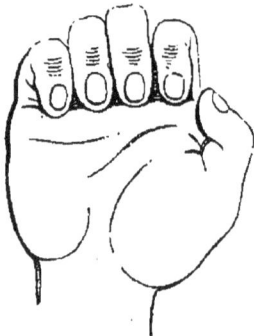

Fig. 93. — 20, 30 à 40 fois.   Fig. 94. — 20, 30 à 40 fois.

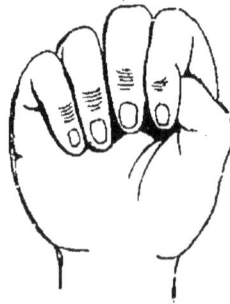

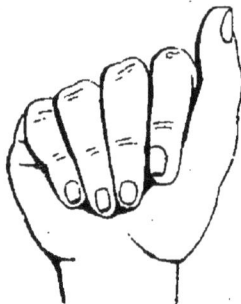

Fig. 95. — 10, 20 à 30 fois.

B. — *Exercices de chaque doigt.*

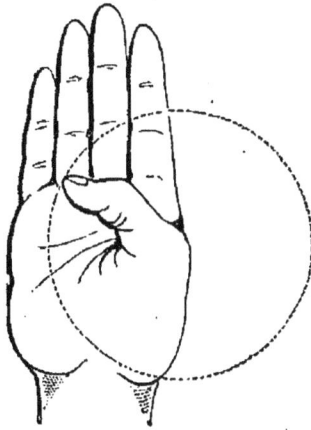

Fig. 96. — 10, 20 à 30 fois.

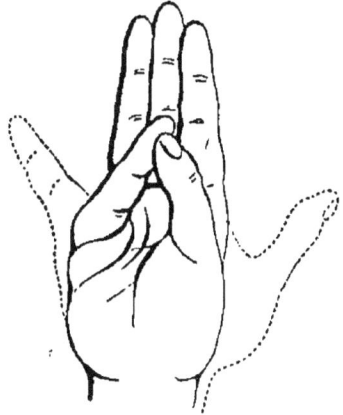

Fig. 97. — 10, 15 à 20 fois.

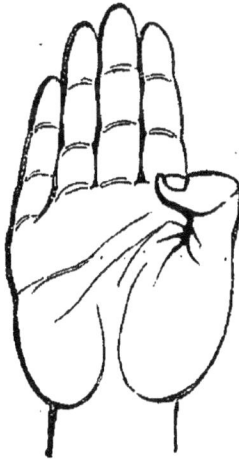

Fig. 98. — 5, 10 à 15 fois.

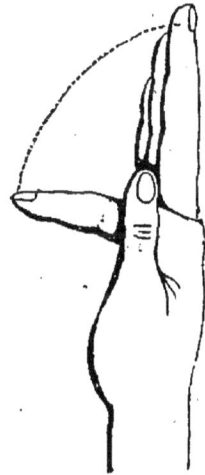

Fig. 99. — 5, 10 à 20 fois.

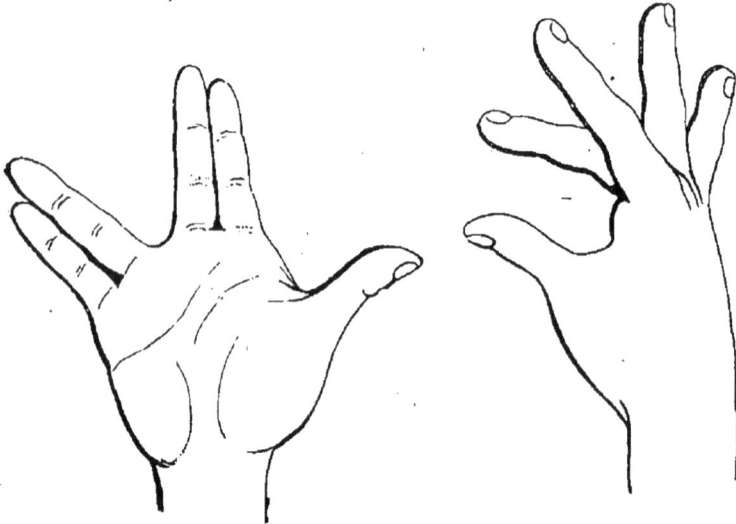

Fig. 100. — 5, 10 à 15 fois.   Fig. 101. — 20, 40 à 60 fois.

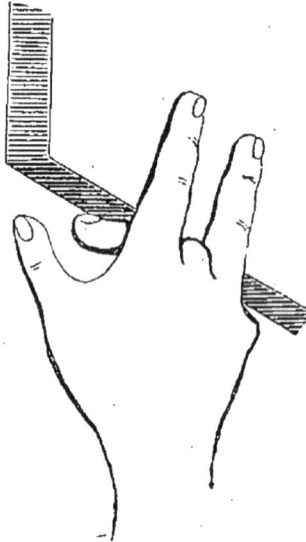

Fig. 102. — Chaque doigt. 5, 10 à 15 fois.

CINQUIÈME GROUPE.

Les maladies de l'articulation coxo-fémorale et celles des muscles et des nerfs qui l'entourent et la mettent en mouvement sont les plus longues à guérir et mettent souvent la patience du médecin et celle du malade à une rude épreuve. Avec aucune autre articulation il ne faut autant de temps pour pouvoir constater sûrement une amélioration. Ici, la forme de l'articulation, sa situation profonde entourée de muscles épais, la difficulté qui en résulte d'agir directement et énergiquement sur la cavité articulaire, sont la cause de la durée du traitement. Les mouvements passifs et actifs sont fréquemment d'une plus grande utilité qu'on ne leur en attribue généralement, et le massage seul produirait dans beaucoup de cas peu de résultats. Schreiber (1) a donc eu raison d'employer chaque jour, dans les cas de sciatiques très rebelles pour faire suite au massage, un nombre de mouvements augmentant graduellement. *C'est seulement ainsi que le malade pourra franchir lentement la première et difficile période du traitement.* Dans la plupart des cas, le patient ne pourra d'abord exécuter les mouvements prescrits de ce groupe qu'à l'aide d'un point d'appui (chaise ou table) et très imparfaitement. Avec une exécution plus parfaite des mouvements, on pourra arriver à se passer peu à peu de point d'appui.

Les mouvements (fig. 110 et 111) sont à la fois des mouvements d'extension pour la moelle épinière et pour le nerf sciatique.

(1) Schreiber, *Praktische Anleitung zur Behandlung durch Massage und methodische Muskelübung.* Wien, 1883.

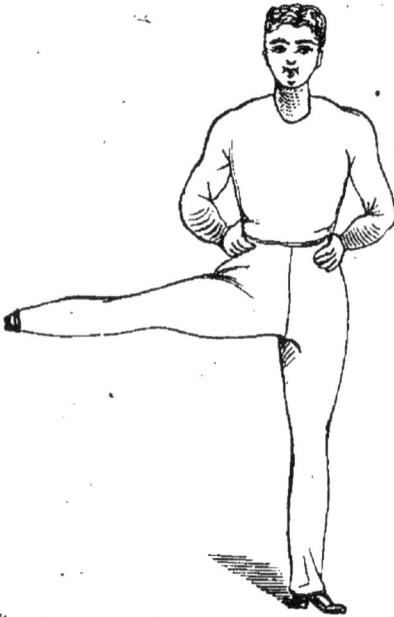

Fig. 103. — Élévation latérale de la jambe (5, 10 à 20 fois).

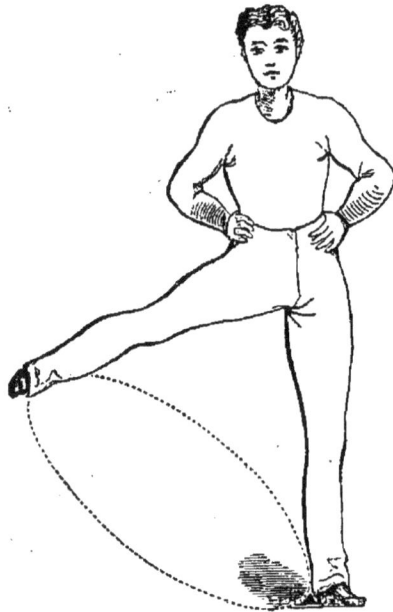

Fig. 104. — Circumduction de la jambe (5, 10 à 15 fois.)

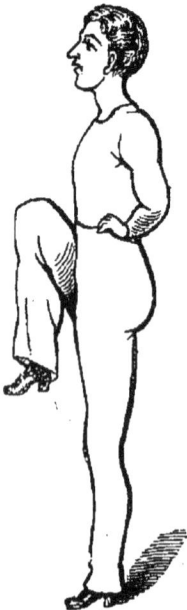

Fig. 105. — Elévation du genou en avant (5, 10 à 15 fois).

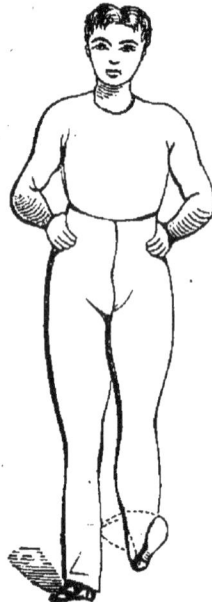

Fig. 106. — Rotation de la jambe de dehors en dedans et de dedans en dehors (10, 20 à 30 fois).

11.

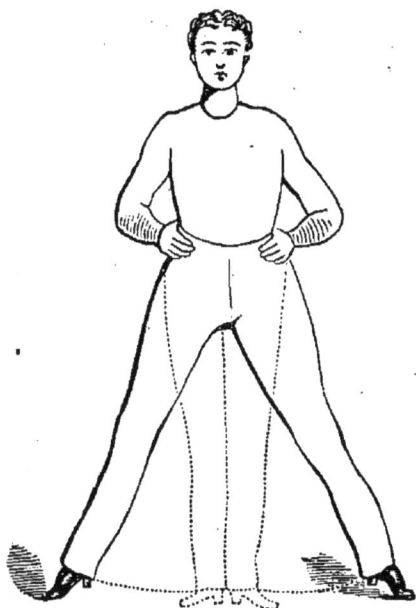

Fig. 107. — Ecartement et rappro-
chement des jambes (5, 10 à
15 fois).

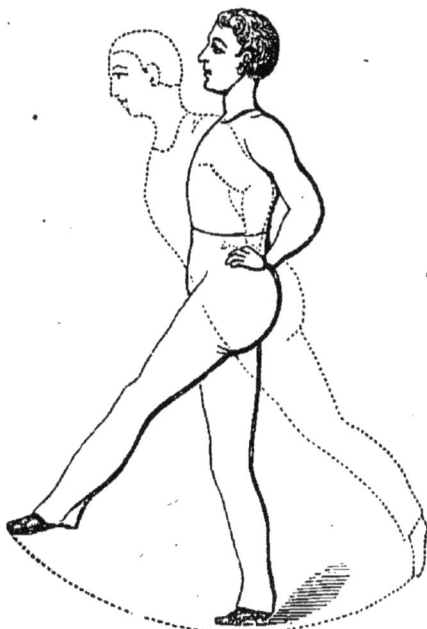

Fig. 108. — Balancement du pied
en avant et en arrière (10, 15 à
20 fois).

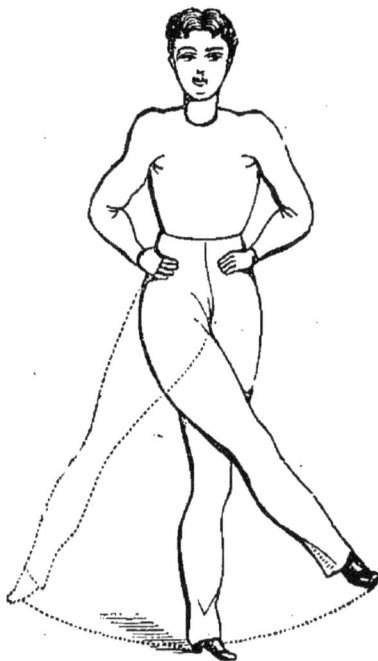

Fig. 109. — Balancement du pied à
droite et à gauche (10, 15 à 20 fois).

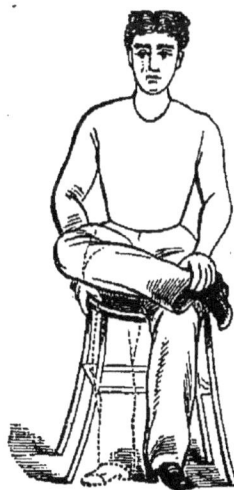

Fig. 110. — Rotation forcée en
dehors (3, 5 à 8 fois).

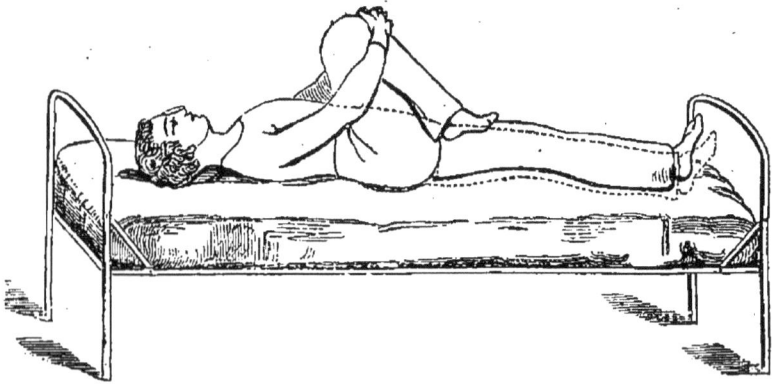

Fig. 111. — Flexion forcée du membre inférieur (2, 5 à 10 fois).

SIXIÈME GROUPE.

Les mouvements actifs de ce groupe ont une importance extraordinaire dans toutes les maladies chroniques des membres inférieurs curables par le massage.
La grande utilité que le mouvement exerce en général
sur la guérison de beaucoup de maladies chroniques de
ce genre n'est souvent pas remarquée; on ne lui
donne pas assez d'importance, car la marche fait jus-
tement partie des mouvements actifs ordinaires de la
vie humaine. Beaucoup de maladies chroniques des
extrémités inférieures ne guériraient généralement jamais, si on attendait la guérison complète en restant
au repos. Il n'y a que le mouvement qui amène un
fonctionnement physiologique parfait; et non, nos pommades à l'iode et au mercure.

C'est ainsi que nous voyons souvent avec étonne-
ment des malades atteints d'affections chroniques de
l'articulation du genou, par exemple, se trouver relativement bien mieux en soumettant l'extrémité à un effort
qui ne dépasse pas une certaine mesure, qu'en restant
au repos. La limite de cet effort est naturellement beaucoup plus restreinte que dans l'état physiologique, et
elle est toujours exactement indiquée par la sensation
qu'éprouve le patient. Il faut que cette limite soit ri-
goureusement observée dans les exercices aussi; le
sentiment de douleur ou de fatigue du patient est,
comme nous l'avons dit, la meilleure indication pour
fixer le nombre des mouvements.

Dans ce groupe aussi, on commence ordinairement
par les mouvements passifs et on passe seulement aux

mouvements actifs dans la mesure du possible et si les douleurs ont diminué. Ce groupe de mouvements actifs est employé dans toutes les maladies relevant du massage de l'articulation du genou, des muscles de la cuisse, dans les névralgies du crural, et du sciatique de ses ramifications, dans les névralgies articulaires, les maladies des tendons, aponévroses et ligaments des extrémités inférieures, qui touchent l'articulation du genou ou sont en relation directe ou indirecte avec elle.

L'accroupissement (fig. 115) se fait d'habitude au début avec un point d'appui (dossier d'une chaise), jusqu'à ce que l'extrémité soit redevenue plus forte. D'une manière générale, s'il s'agit de malades faibles ou de femmes, il est bon de faire exécuter d'abord les mouvements de ce groupe avec un appui.

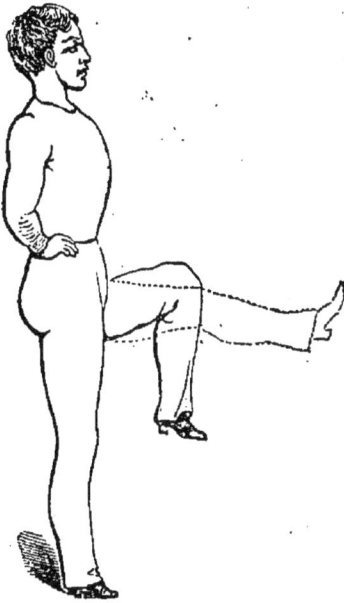

Fig. 112. — Extension et flexion du genou en avant (5, 10 à 15 fois).

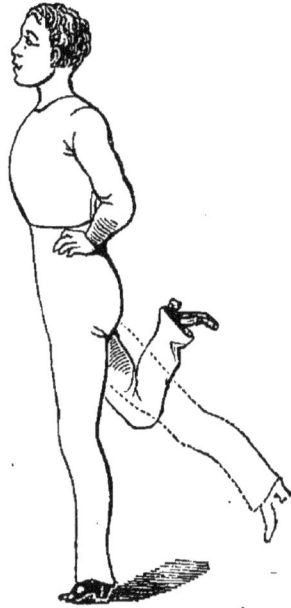

Fig. 113. — Extension et flexion du genou en arrière (5, 10 à 15 fois).

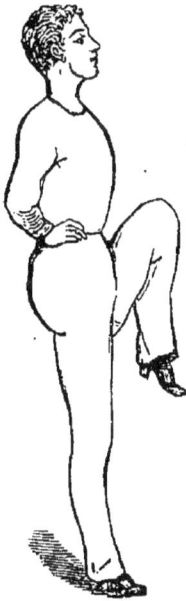

Fig. 114. — Elévation du genou en avant (10, 20 à 30 fois).

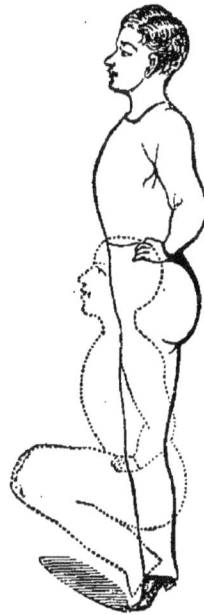

Fig. 115. — (Accroupissement). Flexion sur les jarrets (5, 10 à 20 fois).

SEPTIÈME GROUPE.

Parmi les maladies du pied qui peuvent se guérir par le massage et commandent l'emploi des mouvements actifs de ce groupe, la plus importante c'est l'entorse et ses suites. Outre que cet accident est l'un des plus fréquents, les succès vraiment étonnants du traitement de l'entorse par le massage sont encore reconnus, aussi bien par les médecins que par le public en général. Dès maintenant déjà, on peut présenter cette méthode de traitement comme la meilleure, la plus rapide et, ce qui est très important, comme la plus radicale dans les *distorsions* de l'articulation du pied.

Ce n'est pas sur l'emploi des mouvements actifs joints au massage que les masseurs sont partagés, mais seulement sur l'époque de l'emploi. Tandis que les uns conseillent de ne commencer les mouvements actifs que plusieurs jours après l'accident, les autres font faire les mouvements dès le premier jour, aussitôt après le massage. Quelques-uns choisissent un moyen terme et font exécuter les mouvements actifs un ou deux jours dans le lit.

Ce n'est pas ici le lieu de donner et de commenter longuement les raisons pour ou contre. Dans les cas légers, nous recommandons de recourir immédiatement aux mouvements. Dans les cas d'entorses graves accompagnées d'hémorrhagies sérieuses autour de l'articulation, il faudra, les premiers jours, le blessé étant couché, employer fréquemment les mouvements actifs en supprimant le poids du corps, par conséquent en ne se servant que des deux premiers mouvements) (fig. 116 et 117).

En tenant compte de la douleur éprouvée par le patient, ce mode d'emploi des mouvements actifs sera toujours le meilleur auxiliaire du massage dans les entorses et on arrivera rapidement à la guérison.

Les *suites des entorses* traitées d'après les méthodes ordinaires, telles que : épaississements, adhérences des tendons, ligaments, distension et synovite chronique de la cavité articulaire, demandent aussi l'emploi des mouvements actifs de ce groupe après le massage.

Ces complications n'arrivent jamais avec le traitement régulier par le massage d'une entorse récente.

Les anciens restes d'exsudats, suites de distorsions antérieures, opposent même au massage une notable résistance, après plusieurs années d'existence. Mais nous avons toujours réussi, lorsque le malade a su persévérer, à faire disparaître ces anciens épaississements, se prolongeant le long des tendons et des muscles de la jambe. Il est vrai que ce résultat ne s'obtient souvent qu'après un ou deux mois de traitement.

Dans ces circonstances, l'emploi des mouvements actifs doit être exigé strictement au moins deux fois par jour, matin et soir. Après ce massage, nous demandons au patient de faire une promenade, jusqu'à ce qu'il se sente un peu fatigué.

Toutes les autres maladies chroniques et aiguës de l'articulation du pied, guérissables par le massage, exigent l'emploi des mouvements de ce groupe. Il en est de même des névralgies, des affections musculaires et tendineuses du mollet et du pied.

Aux mouvements de ce groupe on joint presque régulièrement le mouvement de la figure 115 du groupe précédent.

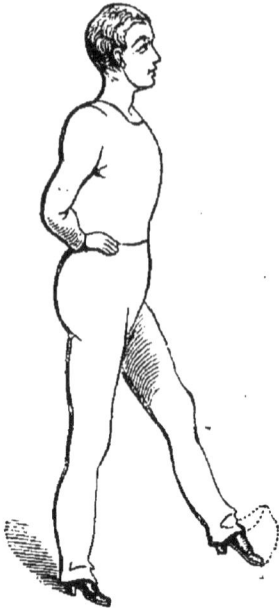

Fig. 116. — Extension et flexion du pied (15, 20 à 30 fois).

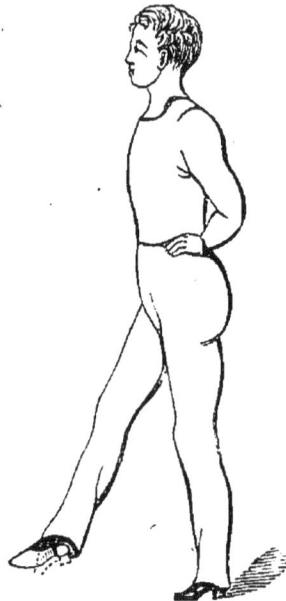

Fig. 117. — Rotation alternative du pied en dedans et en dehors (10, 20 à 30 fois).

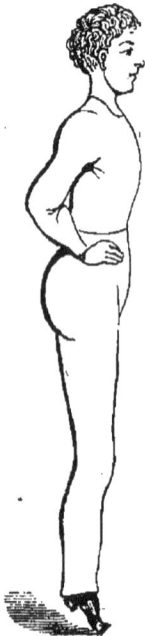

Fig. 118. — Elévation sur la pointe des pieds (15, 30 à 40 fois).

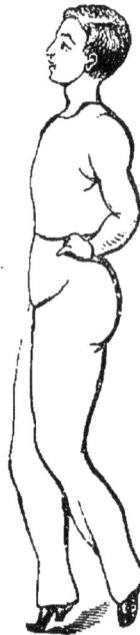

Fig. 119. — Pas gymnastique sur place (20, 40 à 60 fois).

HUITIÈME GROUPE.

Toutes les maladies du bas ventre pouvant être soumises au traitement du massage exigent l'emploi des mouvements actifs suivants.

Il faut indiquer ici en premier lieu la constipation chronique, puis l'hypérémie hépathique et l'ictère; enfin les anciens restes d'exsudats, surtout ceux qui restent après une typhlite stercorale.

Si le patient est légèrement sujet au vertige, on peut omettre le mouvement circulaire du haut du corps (fig. 122). Si on a à sa disposition un banc en bois solidement attaché et étroit, on peut aussi y exécuter à cheval la plupart des mouvements.

Nous faisons toujours exécuter au lit par les femmes, matin et soir, le mouvement de la figure 126 ; on aura soin d'enlever les oreillers.

Le rhumatisme des muscles iliaques et lombaires (lumbago) exige l'emploi des exercices de ce groupe conjointement avec ceux du cinquième groupe.

Les figures 120 et 126 représentent des *mouvements d'extension* de la moelle épinière et des grands troncs nerveux de l'extrémité inférieure.

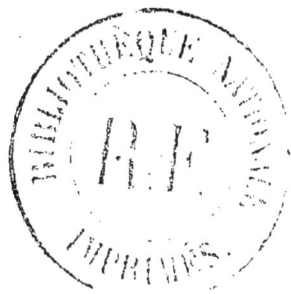

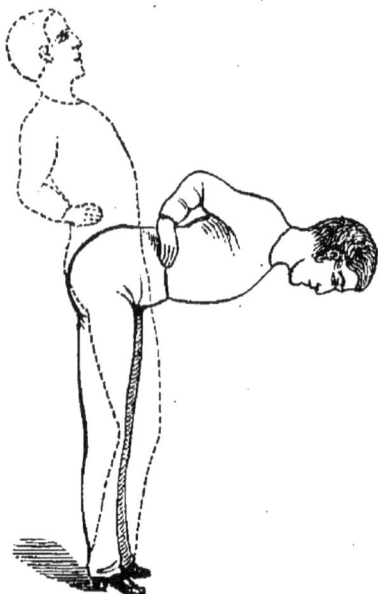

Fig. 120. — Flexion du tronc en avant et en arrière (5, 10 à 20 fois).

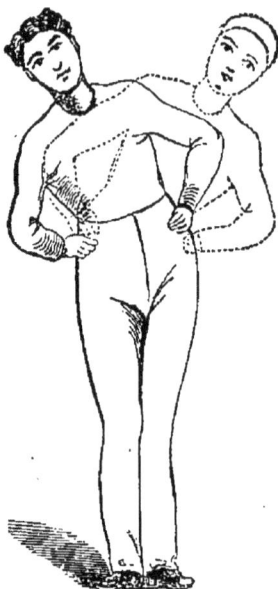

Fig. 121. — Flexion latérale du tronc (10, 20 à 30 fois).

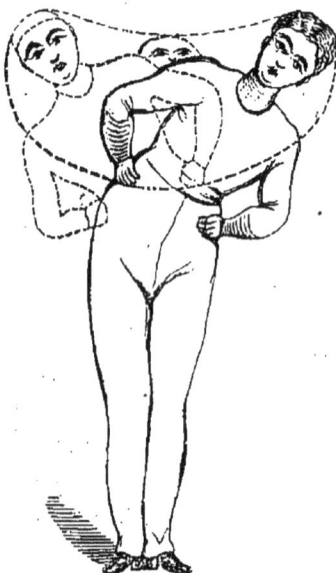

Fig. 122. — Mouvement circulaire du tronc à droite et à gauche (5, 10 à 15 fois).

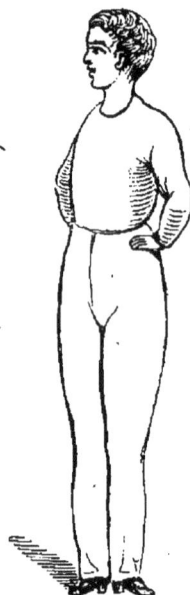

Fig. 123. — Mouvement semi-circulaire du tronc (15, 30 à 40 fois).

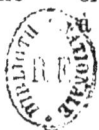

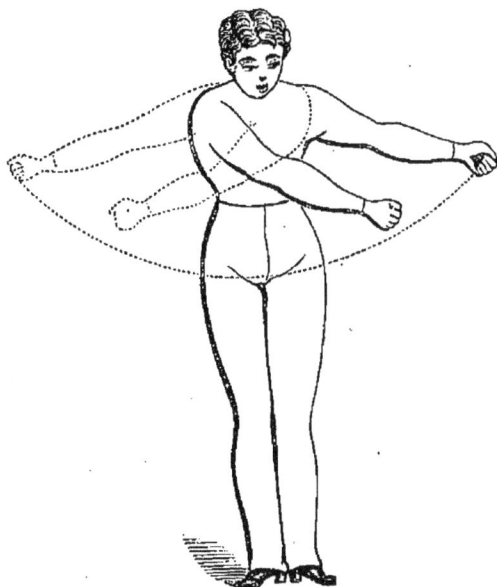

Fig. 124. — Mouvement de faux (10, 20 à 30 fois).

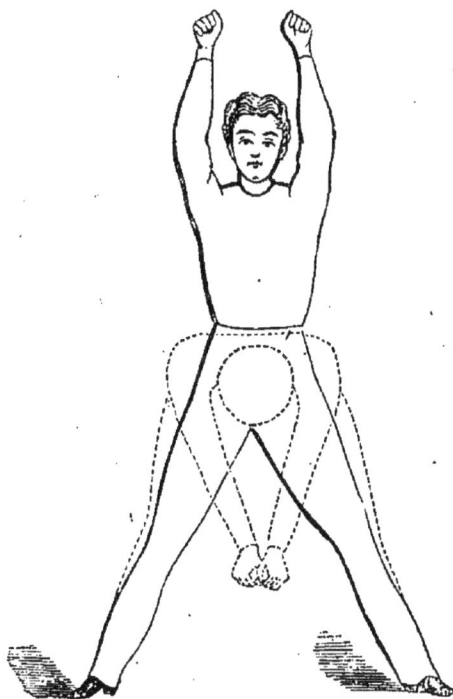

Fig. 125. — Mouvement de hache (10, 15 à 20 fois).

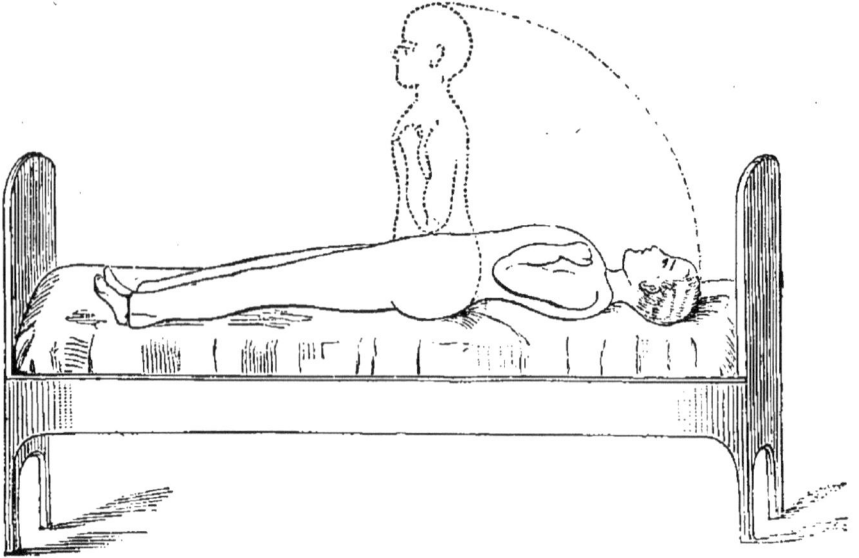

Fig. 126. — Redressement du tronc (5, 10 à 15 fois).

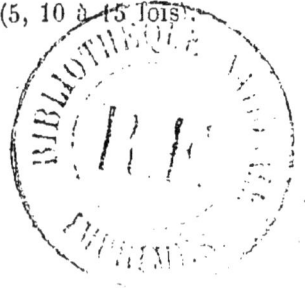

FIN.

TABLE DES FIGURES

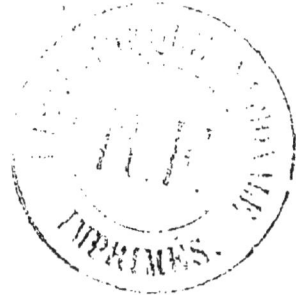

FIN DE LA TABLE DES FIGURES.

TABLE DES MATIÈRES

TROISIÈME PARTIE

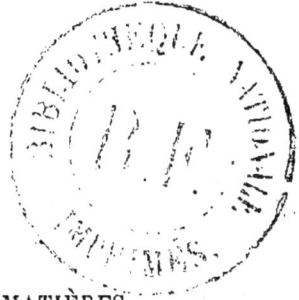

FIN DE LA TABLE DES MATIÈRES.

1815-84. CORBEIL. — TYP. ET STÉR. CRÉTÉ.

ALEXANDRE COCCOZ

11, Rue de l'Ancienne–Comédie, 11

Près le boulevard Saint-Germain

ARRAGON. — Traitement topique du psoriasis par l'acide pyrogallique comparé aux autres modes de traitement. In-8, 1879................... 2 fr.

BAR (P.). — Des méthodes antiseptiques en obstétrique. In-8, 1883 (concours d'agrégation)............ 5 fr.

BARATOUX (J.). — Otologie, pathologie et thérapeutique générale de l'oreille. Diagnostic. In-8, 1882............................. 3 fr. 50

BARLEMONT (E.). — Essai sur certaines modifications de la nutrition pendant la grossesse. In-8, 1870................................. 1 fr. 50

BARRÉ (G.). — Hygiène du premier âge ; les soins que réclame l'enfant depuis la naissance jusqu'après le sevrage. In-8, 1861................... 2 fr.

BASTARD (Henry), anc. int. des hôpitaux. — De la trombose veineuse dans les tumeurs fibreuses de l'Utérus. In-8, 1882........................... 2 fr.

BAUDRIMONT (E.), chirurgien des hôpitaux de Bordeaux. — De la fracture de la paroi antérieure du conduit auditif et de la luxation en arrière du maxillaire inférieur, par pénétration des Condyles dans l'oreille. In-8, 1883....................... 2 fr. 50

BÉCLÈRE (Ant.), anc. int. des hôpitaux. — De la contagion de la rougeole. In-8, 1882................ 3 fr.

BELHOMME (L.). — Du traitement du phagédénisme chancreux, au moyen du calomel pris à l'intérieur. In-8, 1868... 1 fr.

BERNUTZ et **GOUPIL**. — Recherches cliniques sur les phlegmons péri-utérins. In-8, 1857.......... 1 fr.

BERTHAUT (J.). — Études sur l'élimination des kystes hydatiques du foie à travers les voies biliaires. In-8, 1883................................. 3 fr.

BESNIER. — De l'étranglement interne de l'intestin (anatomie, pathologie, diagnostic, traitement). In-8, 1860.   5 fr.

BOMPAIRE. — Étude sur les maladies charbonneuses observées chez les mégissiers de Millau (Aveyron). In-8, 1877........................... 1 fr. 50

BONTEMS. — De la gingivite, essai de classification, ses formes, son traitement. In-8, 1880........... 2 fr.

BOURDILLAT. — Calculs de l'urèthre et des régions circonvoisines, chez l'homme et chez la femme. In-8, 1869, avec 32 pl. et figures dans le texte (épuisé). 3 fr. 50

BOURGUET (de Graissessac). — Brûlure par le grisou et accidents produits par son explosion dans les mines de houille. In-8, 1876.................... 75 c.

— Considérations générales sur la marche et les résultats de l'explosion de grisou qui a eu lieu au puits Sainte-Barbe à Graissessac, le 11 février 1877. In-8, 1877 .... 75 c.

— De l'anémie chez les mineurs. In-8, 1877....... 75 c.

BOUTAN. — Essai sur la température, le pouls et la respiration dans la méningite tuberculeuse des enfants. In-8, 1877................................. 2 fr.

BOURRU. — De l'affection catarrhale à propos de l'endémie catarrhale qui règne dans la vallée de la Touvre (Charente). Description de cette endémie. In-8, 1878.. 3 fr.

BUTRUILLE. — Le mal perforant. In-8, 1878. 2 fr. 50

CAPDEVILLE (de). — Otologie. Des signes fournis par l'examen fonctionnel de l'oreille. In-8, 1875. 1 fr.

CARRIÉ. — Contribution à l'étude des causes empêchant l'ablation définitive de la canule après la trachéotomie chez les enfants, variété de rétrécissement trachéal, bourgeons charnus de la plaie. In-8, 1879..... 2 fr.

CASTELAIN. — La circoncision est-elle utile? In-8, 1882... 4 fr.

CHOISIL. — Les vices de conformation du bassin, étudiés au point de vue du rétrécissement du diamètre transverse du détroit inférieur. In-4, 1878, avec 21 planches lithog................................. 5 fr.

COCHEZ (A.). — De la recherche du Bacile de la tuberculose dans les produits d'expectoration. In-8, 1884... 2 fr. 50

CORRENSON. — Quelques recherches sur le déplacement de la rate. In-8, 1874................... 1 fr. 50

COURRÈGE. — Étude sur la pelade. In-8 de 61 pages et 1 pl., 1874...................................... 2 fr.

DALLY. — Du traitement méthodique des hypotrophies et des atrophies. In-8, 1874............... 1 fr.

DALLY. — Du torticolis occipito-altoïdien. In-8, 1876.............................. 1 fr.
— De l'anthropométrie médicale. In-8, 1877...... 50 c.
— De l'état et du délire malicieux. In-8, 1878.... 50 c.

DEBACKER. — Des hallucinations et terreurs nocturnes chez les enfants et les adolescents. In-8, 1881.. 3 fr. 50

DELADRIÈRE. — Essai sur les hydrocèles enkystés. In-8, 1879.............................. 2 fr.

DESEILLE (J.). — De la médication salicylée dans le rhumatisme chez les enfants. In-8, 1879....... 2 fr.

DEVILLIERS. — Rapport de la commission de l'hygiène de l'enfance. In-8, 1871............... 50 c.

DRANSART. — Documents pour servir à l'histoire des affections sympathiques de l'œil (Formes papillaires. — Étiologie. — Traitement). In-8, 1873............... 2 fr.

DUROUÉ. — De l'impaludisme. 1 vol. in-8, 1880, 2e édition, suivie d'un résumé........................... 7 fr.

DUBRISAY. — Considérations générales sur les maladies de l'enfance. In-8, 1876......... 50 c.
— De la réorganisation des services d'accouchements dans les hopitaux et chez les sages-femmes agréées. In-8, 1881.............................. 1 fr. 50

DUJARDIN-BEAUMETZ (G.). — De l'ataxie locomotrice. In-8, 1862...................... 2 fr.

FAISANS (Léon), anc. int. des hôpitaux. — Des hémorrhagies cutanées liées à des affections du système nerveux et en particulier du purpura myélopathique. In-8, 1882........................... 2 fr.

FÈVRE. — Études sur les paralysies du nerf cubital. In-8, 1879.............................. 2 fr. 50

FORT. — Anatomie et physiologie du poumon considéré comme organe de sécrétion. 1 vol. in-8 avec 40 fig. dans le texte.............................. 1 fr.
— Des difformités congénitales et acquises des doigts et des moyens d'y remédier. Concours pour l'agrégation. In-8, 1869, avec figures dans le texte...... 2 fr.

FOUASSIER (Angel). — De la numération des globules du sang dans les suites de couches physiologiques et dans la lymphangite utérine. Paris, 1876, avec 3 tableaux et 11 planches (Mention honorable)................... 2 fr. 50

FOURNIER (A.). — Essai sur le lupus scrofuleux phagédénique. In-8, 1877....................... 2 fr.

GAFÉ H. (de Nantes). — De l'exploration obstétricale, signes et diagnostic de la grossesse. In-8, 1884. 4 fr.

GANNAL (F.). — Mort réelle et mort apparente. Grand in-8, 1866.............................. 6 fr.

GARCIA RIJO. — De la diphthérie prolongée. In-8.
1879.. 2 fr. 50

GAVARRET. — Quelques expériences sur les roti-
fères, les tardigrades, et les anguillules des
mousses des toits. In-8...................... 50 c.

GENDRON (F.). Étude sur la Pyléphlébite suppura-
tive. In-8, 1883............................ 2 fr. 50

GILLARD. — Contribution à l'étude du vaginisme.
In-8, 1884................................. 2 fr.

GIROU (J.), anc. int. des hôpitaux. — Recherches sur
l'étiologie et la pathogénie des gangrènes chez les
diabétiques. In-8, 1881..................... 2 fr.

GOSSELIN. — Relevé des observations de hernies
étranglées, traitées en 1861 et 1862. In-8, 1863...... 50 c.

— Paroles prononcées le 26 août 1876 sur la tombe
de M. Velpeau au nom de l'Académie impériale de
médecine. In-8, 1867........................ 25 c.

— Sur la périarthrite du genou. In-8, 1873........ 50 c.

— De la prophylaxie de l'érysipèle et de l'infection
purulente dans les salles de chirurgie. In-8,
1868...................................... 75 c.

— Études cliniques sur le traitement de l'étranglement herniaire par le taxis et en particulier par le
taxis forcé et prolongé. In-8, 1859.............. 1 fr.

— Mémoire sur l'origine par contagion des conjonctivites catarrhales. In-8, 1869................... 50 c.

— De l'irréductibilité et des déformations consé-
cutives dans les fractures des os longs. In-8,
1859...................................... 75 c.

— Sur les faux abcès des os longs et l'ostéite à forme
névralgique qui les accompagne ou les simule. In-8,
1875...................................... 50 c.

— et **ROBIN**. — L'urine ammoniacale et la fièvre
urineuse. Recherches expérimentales. In-8, 1874..... 2 fr.

— et **ROBIN**. — Traitement de la cystite ammoniacale par l'acide benzoïque. In-8, 1874............ 1 fr.

GOUPIL. — Kyste de l'ovaire disparu presque complètement après deux applications de sangsues
sur le col utérin. In-8...................... 50 c.

GOUPIL (Ernest). — De l'anévrysme artérioso-vei-
neux spontané de l'aorte et de la veine cave supérieure. In-4, 1855, avec planches .... 3 fr.

GREFFIER (Léon), anc. int. des hôpitaux. — Études sur
l'épilepsie partielle. In-8, 1882................ 2 fr.

GUELLIOT (O.), anc. int. des hôpitaux. — Des vésicules
séminales. Anatomie et pathologie. In-8. 1883... 4 fr.

GUIARD (F.-P.). — Étude clinique et expérimentale sur la transformation ammoniacale des urines, spécialement dans les maladies des voies urinaires (Ammoniurie). Ouvrage accompagné de courbes nombreuses et couronné par la Commission du prix Civiale. In-8, 1883.   7 fr.
— **Du développement spontané de gaz dans la vessie (Pneumaturie diabétique).** In-8, 1883............   2 fr.
GUINARD (A.). — **Du meilleur mode de traitement de la pleurésie purulente.** In-8, 1884............   2 fr.
HEURTAUX (A.). — **Du cancroïde en général.** In-8, 1860.................................   3 fr. 50
HOEL (H.). — **De l'eczéma pilaire.** In-8, 1880.....   2 fr.
HUGUES (J.-L.). — **Quelques considérations sur le traitement de la phthisie pulmonaire par la créosote vraie.** In-8, 1878......................   1 fr. 50
JACOLOT (de Lorient). — **Trachéotomie et laryngotomie d'urgence avec le trocart-trachéotome** du Dʳ Jacolot. In-8, 2ᵉ édit. 1882.......................   2 fr.
JACQUELOT (L.). — **Contribution à l'étude des déchirures du col de l'utérus.** In-8, 1884........   2 fr. 50
JARDIN. — **Blennorrhagie, blennorrhée, étude comparative des moyens de la médication topique de l'urèthre.** 2ᵉ édit. 1877, in-8...............   50 c
JOBBÉ-DUVAL (de Brest). — **Étude sur la pleurésie et la thermométrie pleurale.** In-8, 1876.........   2 fr.
JUMON (Louis). — **Étude sur les syphilis ignorées.** In-8, 1880...............................   2 fr.
LABBÉ (Léon). — **De l'emploi de la galvano-caustique thermique dans le traitement des tumeurs épithéliales du col et de l'utérus.** In-8...............   1 fr.
LAGARDÈRE. — **Traitement de l'amaigrissement.** In-8, 1877..................................   1 fr.
LAGET. — **Études sur les exostoses de croissance.** In-8, 1876................................   2 fr.
LAGORCE (de). — **De la méthode d'Esmarch et en particulier de l'hémorrhagie capillaire consécutive.** In-8, 1879...............................   1 fr. 50
LAGRELETTE. — **De la sciatique.** Étude historique, sémiologique et thérapeutique. In-8, 1869, 342 pages.   2 fr. 50
LARRIVÉ (L.). — **L'eau oxygénée, son emploi en chirurgie.** In-8, 1883.......................   2 fr.
LATTEUX (Dʳ), chef du laboratoire d'histologie de l'hôpital de la Charité, lauréat de la Faculté de médecine de Paris, officier de l'Instruction publique. — **Manuel de technique microscopique,** ou guide pratique pour l'étude et le maniement du microscope. 1 vol. in-12 avec 177 figures dans le texte 1883...................................   7 fr. 50

LAURAND (Georges), anc. int. des hôpitaux. — **Les ané-vrysmes valvulaires du cœur.** In-8, 1881........ 2 fr.

LE CLERC (René). — **Contusion et néoplasmes de la prédisposition aux tumeurs.** In-8, 1883........ 2 fr. 50

LE GARREC. — **Études sur l'emploi des bougies de Béniqué dans le traitement des rétrécissements de l'urèthre.** In-8, 1876.................... 2 fr.

LEGROS (V.). — **Difficultés de la trachéotomie.** Mémoire couronné par la Société médico-chirurgicale de Liège. In-8................................. 2 fr. 50

LEGROS (V.) d'**AUBUSSON.** — **Lettres obstétricales revues et annotées.** De la position de la femme pendant l'accouchement. In-8....................... 1 fr. 25

LEGROS et **ONIMUS.** — Recherches sur les **mouvements choréiformes du chien**.................... 50 c.

— Expérience sur la **génération spontanée**........ 25 c.

— Observations sur les **effets des courants électriques** sur les tissus vivants et sur la nutrition.............. 75 c.

— De l'influence des **courants électriques** sur le système nerveux. In-8, 1869......................... 1 fr. 50

LEMOINE (Ernest). — **De la rachialgie.** In-8, 1883. 3 fr.

LESPILE-MOUTARD. — **De la névrite optique dans l'intoxication saturnine.** In-8, 1878........... 1 fr. 50

LIRON. — **Essai sur la chéloïde inguinale spontanée.** In-8, 1877.............................. 2 fr.

LOUBAT. — **De quelques phénomènes nerveux pouvant survenir chez la femme dans la période secondaire de la syphilis.** In-8, 1878.......... 1 fr. 25

MARTIN (A.). — **De l'accident primitif de la syphilis constitutionnelle.** 1863, gr. in-8................ 2 fr.

MARTINET (J.). — Étude clinique sur l'**uréthrotomie interne**, avec une planche en lithographie. Paris, 1876. 2 fr.

MASSON (Noël). — **Études sur la polyurie dans quelques affections chirurgicales des voies urinaires.** In-8, 1878................................. 2 fr.

MATHIEU (A.), ancien int. des hôpitaux. — **Purpuras hémorrhagiques. Essai de nosographie générale.** In-8, 1883.................................. 2 fr.

MÉRICAMP (Paul), ancien int. des hôpitaux. — **Contribution à l'étude des arthropathies syphilitiques tertiaires.** In-8, 1882......................... 2 fr. 50

MOUSTEU (U.-C.). — **Considérations cliniques sur la lithotritie et la taille.** In-4, 1862............ 1 fr. 50

MOYNIER (Eugène). — **Des accidents graves qui surviennent dans le cours de la rougeole et de la scarlatine.** In-8............................ 2 fr.

MOYNIER (Eugène). — **De la chorée.** In-4, 1855.. 2 fr.
— **Des morts subites chez les femmes enceintes ou récemment accouchées.** In-8, 1858............. 1 fr. 50
—**Compte-rendu des faits de diphthérie,** observés pendant le premier semestre de l'année 1859, dans le service de M. le professeur Trousseau. In-8, 1859..................... 1 fr.

ONIMUS. — **De l'emploi de l'électricité comme moyen de diagnostic dans quelques affections nerveuses et musculaires.** In-8, 1870 .... 50 c.

PARROT (J.). — **Leçons cliniques sur les maladies des nouveau-nés.** Syphilis héréditaire. Athrepsie. In-8, 1878... 2 fr.

PETIT (Léon). — **Le massage par le médecin,** physiologie, manuel opératoire, indications, rédigé et annoté d'après les ouvrages de Reibmayr (Vienne, 1883-84), précédé d'une préface par le Dr P. Reynier A. F. M. P. C. H. In-18, 1885, avec 126 figures.. 4 fr.

PIOGER. — **De l'importance de l'hygiène dans la première enfance.** In-8, 1880..................... 2 fr.

PIOGEY (Emile). — **Étude de la pathologie expérimentale, lésions broncho-pulmonaires, leurs symptômes, déductions pathologiques.** In-8, 1882, avec 6 pl. en chromolithog... 5 fr.

PUY-LE-BLANC. —**Guide médical aux eaux minérales d'Auvergne.** In-12, 1877..................... 2 fr.
— **Du traitement de l'anémie par les eaux thermominérales de Royat.** In-8, 1878.................. 50 c.
— **De l'eczéma et de son traitement.** In-8, 1883... 1 fr.

RAIMOND. — **De la fièvre bilieuse grave, observée dans les pays chauds.** In-8, 1874.................. 2 fr.

RAVAUD. — **Essai clinique sur le nystagmus.** In-8, 1877. (Mention honorable)...................... 2 fr. 50

RECUEIL de mémoires ou collections de pièces académiques concernant la médecine, l'anatomie, etc., mis en ordre par Bennyat. Dijon et Paris, et partie étrangère ; ensemble 29 vol. in-4, reliure pleine, collection rare complète. (Bel exemplaire). Prix...................... 80 fr.

ROUTIER (A.-E.), anc. int. des hôpitaux. — **Du pied-bot accidentel.** In-8, 1881...................... 2 fr.

SAINT-GERMAIN (de). — **L'obésité et son traitement.** In-8, 1881.................................... 1 fr.

SAMONDÈS. — **Du temps d'arrêt dans la marche des polypes nasopharyngiens.** In-8, 1878..... 1 fr. 50

SCHREIDER (Michel). — **Contribution à l'étude de la pathogénie des ulcères idiopathiques de la jambe.** In-8, 1883.. 2 fr.

SEURE (Jules) (de Saint-Germain en Laye). — **Recherches sur les propriétés électriques du collodion simple desséché, suivies de réflexions sur la nature de l'électricité statique.** In-8, 1880.................. 2 fr.

— **Description d'une nouvelle pile médicale** (pile tubulaire portative à courant constant), suivie d'un exposé pratique des notions utiles à connaître pour l'évaluation et le dosage des courants employés. In-8, 1881..................... 75 c.
   (Récompense obtenue à l'exposition de l'Électricité.)

STEINER (Johann). — **Compendium des maladies des enfants,** à l'usage des étudiants et des médecins, remanié et augmenté par les docteurs FLEISCHMANN et HERZ. Ouvrage suivi d'un formulaire magistral et officinal, traduit sur la 3ᵉ édition allemande, par le Dr P. KERAVAL. In-8.' XXXIII-773 pages, prix broché.. 12 fr.
   Relié... 14 fr.

STOICESCO. — **Du frisson** (pathogénie et nature); **sa valeur sémiologique pendant l'état puerpéral,** avec 34 tracés thermo-sphygmiques. In-8, 1876......... 4 fr.
   Ouvrage couronné (médaille de bronze).

TALMY. — **De la diarrhée endémique chronique des pays chauds.**................................... 1 fr. 50

TISNÉ (Ch.). — **De l'usage interne de la glycérine et de ses effets thérapeutiques.** In-8, 1882.......... 2 fr.

VERCHÈRE (F.). — **Des portes d'entrée de la tuberculose.** In-8, 1884 .... 3 fr.

VIDAL (E.). — **De la syphilis congénitale.** In-8, 1860... 2 fr. 50

WEISS (Th.), professeur à la Faculté de médecine de Nancy. — **Mélanges de clinique chirurgicale.** In-8, 1883. 3 fr. 50

WIARD (de Caen). — **Mémoires d'un Microbe.** In-12, 1882. 2ᵉ édition................................. 2 fr

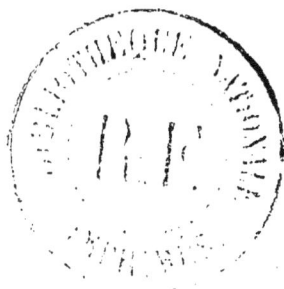

CORBEIL. — TYP. ET STÉR. CRÉTÉ

www.ingramcontent.com/pod-product-compliance
Lightning Source LLC
Chambersburg PA
CBHW070550200326
41519CB00012B/2177